全国中医药行业高等教育"十四五"创新教材

中医母婴护理与创新创业

（供护理学类专业用）

主 编 刘建军 梅 峰

全国百佳图书出版单位
中国中医药出版社
·北 京·

图书在版编目（CIP）数据

中医母婴护理与创新创业 / 刘建军，梅峰主编 . —北京：
中国中医药出版社，2021.12（2022.6 重印）
全国中医药行业高等教育"十四五"创新教材
ISBN 978-7-5132-7289-6

Ⅰ . ①中… Ⅱ . ①刘… ②梅… Ⅲ . ①产褥期—中医
学—护理学—中医学院—教材 ②新生儿—中医学—
护理学—中医学院—教材 Ⅳ . ① R248.3 ② R248.4

中国版本图书馆 CIP 数据核字（2021）第 222853 号

中国中医药出版社出版

北京经济技术开发区科创十三街 31 号院二区 8 号楼
邮政编码 100176
传真 010-64405721
河北品睿印刷有限公司印刷
各地新华书店经销

开本 787×1092 1/16 印张 6.25 字数 110 千字
2021 年 12 月第 1 版 2022 年 6 月第 2 次印刷
书号 ISBN 978-7-5132-7289-6

定价 39.00 元
网址 www.cptcm.com

服 务 热 线 010-64405510
购 书 热 线 010-89535836
维 权 打 假 010-64405753

微信服务号 zgzyycbs
微商城网址 https://kdt.im/LIdUGr
官 方 微 博 http://e.weibo.com/cptcm
天猫旗舰店网址 https://zgzyycbs.tmall.com

如有印装质量问题请与本社出版部联系（010-64405510）

全国中医药行业高等教育"十四五"创新教材

《中医母婴护理与创新创业》编委会

编写说明

随着我国生育政策的全面放开，以及年轻人对优生优育的要求，专业化母婴护理需求大幅增加，这对母婴护理人才培养提出了新的要求，社会中母婴护理机构亦随之增加。中医护理在母婴护理中具有明显的优势，发挥中医母婴护理的优势和特色，为培养社会需求的、能满足孕产妇及新生儿照护需要的专业护理人才，我们特编撰了《中医母婴护理与创新创业》。本教材旨在将中医母婴护理知识与大学生创新创业相融合，培养具备中医母婴护理知识与能力、创新创业意识和能力的护理人才，填补目前社会中专业母婴护理人才缺乏的现状。

本教材分为五章，分别为孕前中医护理与创新创业、妊娠期中医护理与创新创业、产褥期中医护理与创新创业、新生儿中医护理与创新创业、婴幼儿中医护理与创新创业。编写过程中结合了目前市场中兴起的母婴相关业态内容，并由学校、企业专业人员联合撰写，做到了理论与实际相结合。

第一章、第二章、第三章由刘佳鑫、罗娟珍、胡蓉、胡樱、饶赟、陶南娟、龚敏、琚文娟、熊苏力、潘兆兰编写，第四章、第五章由占科、刘建军、刘英、朱卫娜、何媛、何美香、欧东霞、曾思瑶、廖琼编写；梅峰、梅晶晶、刘永芬编写创新创业相关章节。

本教材在编写过程中如存在不足之处，恳请专家和读者提出宝贵意见，以便再版时修订提高。

《中医母婴护理与创新创业》编委会

2021 年 9 月

目 录

第一章　孕前中医护理与创新创业 ▷▷▷▷

胎儿的孕育与父母的健康有着直接关系。为做到优生优育、避免不良状况的发生，准备怀孕的夫妇在怀孕前至少 6 个月应接受相关的护理教育和咨询，接受必要的检查、治疗和干预，使男女双方在良好的健康状态、融洽的夫妻感情、和谐的两性关系、安全舒适的周围环境及宽松稳定的经济条件下，以最佳的状态准备受孕。

第一节　孕前一般中医护理

一、孕前生活起居

1. 孕前起居

注意室内通风，保持室内空气清新。房屋装修后应至少通风 2～3 个月才可入住。居室宜明亮整洁、温湿度适宜、舒适安静。良好的精神因素有利于生育，故男女双方应保持精神愉悦。无节制的纵欲会损伤精血，过分的节制两性生活则不利于肾气的生发和肝气的疏泄，因此须做到房事有节制，勿太过或不及。

2. 孕前调节饮食

孕前营养状况与胎儿、新生儿的健康有直接关系。一般孕前 3～6 个月需要注意饮食调理，注重饮食营养，如优质蛋白质、维生素和矿物质的摄入；避免各种食物污染；选择新鲜的绿色食品；水果、蔬菜要充分洗净、去皮，防止农药污染；少喝饮料，多喝白开水；忌偏食。

3. 孕前运动

研究表明，若女性在计划怀孕前的一段时间内进行适宜、有规律的体育锻炼，则可以促进女性体内激素的合理调配，确保受孕时女性体内激素平衡与精子顺利着床，避免孕早期发生流产，还可以促进孕妇体内胎儿的发育和日后宝宝身体的灵活程度，减轻孕妇分娩时的难度和痛苦。

同时，孕前 3 个月夫妻应同进行适宜与合理的运动或相关的体育锻炼，以提高身体素质，为怀孕奠定坚实的基础。运动量和难度须循序渐进，锻炼要持之以恒，从而增强体质、提高免疫力。

二、孕前调畅情志

因人体处于良好的精神状态时，其精力、体力、智力、性功能都处于高峰，精子或卵子质量较高，此时受精，胎儿身体素质较好，利于优生。因此，夫妻备孕应保持良好的体质状态、饱满的精神，陶冶情操，建立有助于两性生活的节律和格调。

三、孕前体检

孕前男女双方进行全面体格检查有助于预防和阻断遗传性疾病；有助于及早发现男女双方存在的健康隐患，特别是某些不宜生育的疾病，如急性传染病、结核病、精神病，以及严重的心、肝、肾疾病等；可以及时发现生殖器官缺陷和相关疾病；可以指导计划生育。

四、孕前用药指导

药物是治疗疾病的物质，患病后合理用药才能康复，但不可滥用。对于计划妊娠的女性，滥用药物可能使卵子质量下降而不能受孕。有些药物还能抑制或杀灭精子，如某些阴道栓剂在治疗阴道炎时会损伤精子，降低受孕率。

婚后使用避孕药避孕者，如准备怀孕，必须停药半年使体内药物排净、内分泌功能恢复正常后才能安全受孕。孕前 3 个月慎用药物，包括抗生素、感冒药、中成药，以及含雌激素的护肤品、化妆品等，以免残存的药物成分影响胎儿生长发育，甚至造成畸形。为预防胎儿发生神经管畸形，应从计划怀孕起到孕后 3 个月每日服用叶酸增补剂。

五、孕前避免不良因素的影响

孕前 3 ～ 6 个月，夫妻双方要停止饮酒、吸烟；避免从事对精子、卵子及胎儿有损害的职业，尤其是女性；女性一生中生殖能力最旺盛的黄金年龄期是 25 ～ 29 岁，在这个年龄段生育的孩子更健康聪慧，妇女 25 ～ 29 岁期间生育孩子，不仅有利于下一代健康，还对妇女本身的健康十分有利。

六、受孕时间

安排生育时间要避开工作压力大、学习任务繁重的时间段，选择在家庭生活相对稳定的年份，才不至于过度劳累。由于早孕期一般都会出现恶心、呕吐、厌食、挑食、精神欠佳、嗜睡等反应，炎热及寒冷的气候均对怀孕不利，应尽量避开。因此，把受孕时间安排在春暖花开、瓜果和蔬菜等各种食物供应丰富的季节较为适宜。

科学指导计算排卵时间，排卵时间在两次月经的中期，距离下一次月经来潮前 14 天，此时是受孕的好时机。

第二节　月经生理及中医护理

一、月经生理特点

月经，是胞宫定期排泄的血性物质，是性成熟女性的生理现象，一般以一个阴历月为周期，经常不变，如同月相之盈亏、潮汐之涨落，故有"月事""月汛""月水"之称。

1. 初潮

第一次月经的来潮，亦称为"初潮"。月经来潮是女子发育趋于成熟并具备生育能力的标志。一般初潮年龄为 13～15 岁，可因地域、气候、营养等因素的影响而有差异，可以早至 11～12 岁，或迟至 15～16 岁，近年有提前趋势。

2. 周期

月经有明显的节律。出血的第一天为月经周期的开始，两次月经第一天的间隔时间为 1 个月经周期，一般为 21～35 天，平均 28 天。周期的长短因人而异，但有规律性。

3. 经期

每次月经的持续时间称为经期，正常为 2～8 天，多数为 4～6 天。

4. 经量、经色及经质

一般在经期第 2～3 天经量较多。月经量为一次月经的失血量，常难以准确测量，一般为 20～60mL，因个人体质的不同而有一定的差异，多于 80mL 为月经过多。经色呈暗红，量多时经色加深，行经开始和将净时渐暗淡。经质稀稠适中，不凝固，无血块，无臭气。

女性在月经初潮后 1～2 年内，月经或提前或推后，甚至停闭数月，这是身体发育尚未完善的原因，一般可逐渐形成正常的周期。育龄期妇女在妊娠期间月经停闭，哺乳期妇女亦多数无月经来潮，这些均属于生理性停经。在绝经前，亦可能出现月经周期的紊乱，一般历时数月，也有可能持续 1～2 年甚至更长时间才逐渐停闭。月经期间一般无特殊症状，有些女性可出现下腹部和腰骶部不适、乳胀，或情绪不稳定，经后自然缓解。

关于特殊月经的认识，前提是身体无病。如定期两月一至者，称为"并月"；三月一至者，称为"居经""季经"；一年一至者，称为"避年"；终身不行经而能受孕者，称为"暗经"。妊娠初期，有的女性仍然会在以往月经周期时出现少量阴道流血，不伴有腹痛和腰酸，亦无损于胎儿者，称为"激经"，又称"盛胎""垢胎"。

二、月经中医护理

月经周期的准确与否、时间长短、月经量的多少、色质的情况、经期症状等都能反映女性生育健康的问题，而多数女性认为周期准确即为月经正常，从而忽略了隐性问题，所以调经是孕前首要注意的事项。准备怀孕的女性须调整体质，使身体阴平阳秘，母体的气血处于最佳状态，从而提高孕育的质量，做到胎儿先天充足。

月经期间，血海由满而溢，血室空虚，邪气易于入侵；同时，气血失调，情绪易于波动，机体抵抗力下降，若调摄不当即可引起疾病。所以，在经期应注意以下几方面的调护。

1. 保持外阴清洁

经期禁止房事、游泳、盆浴，可以淋浴。内裤要勤洗勤换、经太阳暴晒。洗阴部盆和毛巾须专用，洗脚与洗阴部分用。月经垫最好是柔软、清洁、经过消毒处理的。

2. 避免过劳，注意劳逸结合

月经期间可以从事一般性工作和学习，但过度劳累则耗气动血，可致月经过多、经期延长，甚至崩漏。因此，经期要避免剧烈运动，如打球、游泳、赛跑或过重的体力劳动。一般行经期间，应注意适当休息，以免劳倦伤气血。

3. 饮食有节，起居有时

若经期嗜食辛辣助阳之品，或过度饮酒，易致血分蕴热，迫血妄行，致月经过多等；若过食苦寒生冷之品，易凝涩胞脉，血行受阻，可致痛经、月经过少等。因此，经期要注意饮食调摄，宜食清淡而富于营养的食物；多喝温开水，保持大便通畅，饮食有规律。

经常在室外活动，多呼吸新鲜空气，避免淋雨、涉水，以及冷水洗澡、洗头、洗脚等。起居有时，与自然界生物钟保持平衡。

4. 调节寒温，避免寒凉

经期气随血泄，气虚则卫外功能不固，宜注意避免感寒受暑，《妇科经纶》曰："若寒温乖适，经脉则虚，如有风冷，虚则乘之，邪搏于血，或寒或温，寒则血结，温则血消，故月水乍多乍少，为不调也。"所以经行之际，若感受寒凉或寒湿之邪，则气血凝滞，可致月经后期、月经过少或痛经。因此，经期不宜受风感寒、冒雨涉水、冷水洗脚或洗冷水浴。经行之际，感受暑温之邪，亦可迫使月经过多等。

5. 调和情志

经期阴血偏虚，肝气偏旺，情绪容易波动，若伤于七情，易使气血不和，加重经期的不适感，甚或气血紊乱导致月经过多、经期延长、痛经、闭经等。因此，经期应保持心情舒畅，避免七情过度、五志不遂，消除紧张、烦闷、忧郁、恐惧的心理，达到"心脾平和，经候如常"。

第三节　带下生理及中医护理

一、带下生理特点

女性阴道排出的一种阴液，色白或无色透明，其性黏而不稠，其量适中，无特殊气味，是正常生理现象，称为带下，俗称白带。虽然带下生而即有，但要在发育成熟后才有明显的分泌，并有周期性变化。

1. 带下属津液

津液是机体一切正常水液的总称。津液广泛地存在于脏腑、形体、官窍等器官的组织之内和组织之间，起着滋润、濡养作用，也是维持人体生命活动的基本物质。津和液虽不尽相同，但津和液同源而互生，故常津液并称。就生理性带下的性状和作用而言，属液为多，故又称"阴液"或"带液"，以区别病理性带下。

2. 带下有周期性

月节律随肾气和天癸的调节，带下呈现周期性的变化并与生殖有关。在月经前后、经间期，带下的量稍有增多。经间期带下质清，晶莹而透明，具韧性，可拉长，其余时间略少。

3. 带下量随妊娠而增多

妊娠后阴血下聚，使冲任、胞宫气血旺盛，故带液较未孕时略多。

4. 带下润泽胞宫和阴道

带下生而即有，发育成熟后与月经同步有周期性月节律，经断后肾气渐虚，天癸将竭，带下亦明显减少，但不能断绝。若带下减少不能濡润阴道，则阴中干涩，发为带下过少病证。故带下伴随女性一生，发挥着滋润胞宫和阴道的作用。

二、带下中医护理

女性的生殖道与外界相通，一些致病微生物，特别是性传播性疾病病菌很容易进入女性生殖道。为了预防生殖器官的炎症和疾病，要注意以下几点。

1. 每晚用温水洗外阴，一般不需要用清洗剂。

2. 洗外阴的盆和毛巾，要个人专用，不能与洗脚盆混杂。

3. 内裤最好用纯棉制品，切忌互相借用，以免造成交叉感染。

4. 平时注意外阴清洁，二便时避免使用公厕中的马桶，宜用蹲位，如家庭中的马桶，在外人使用后必须清洗消毒，同时养成排便后用纸从前向后擦的习惯，同时注意经期卫生。

5. 如发现白带增多、有臭味或带血及外阴痒都是异常现象，需要到妇产科检查原因，如滴虫性阴道炎、霉菌性阴道炎或其他细菌性炎症，极少数可能患有某些生殖道肿瘤，需要查明原因并积极治疗。

第四节 孕前常见病证护理

一、痛经

📚 案例导入

患者，女，14岁，否认性生活。

主诉：经行小腹疼痛2年余。

病史：12岁月经初潮，周期尚规则，量中，色暗红，经行小腹疼痛。刻下月经来潮，小腹隐痛，伴腰骶酸痛；经色暗淡，量少质稀薄，头昏耳鸣，腰膝酸软，面色晦暗，舌质淡红，苔薄，脉沉细。

辅助检查：妇科超声示子宫、双侧卵巢未见明显异常。

问题：该患者存在的护理问题是什么？应如何护理？

妇女正值经期或经行前后，出现周期性小腹疼痛，或痛引腰骶，甚则剧痛昏厥者，称为"痛经"，亦称"经行腹痛"。

西医妇产科学将痛经分为原发性痛经和继发性痛经。

经前或经行第一天、第二天，小腹轻微胀痛，不影响工作、生活者不属病态。

【病因病机】

痛经发病以"不通则痛"和"不荣则痛"为主要病机。其随月经周期而发，与经期冲任气血变化有关。非行经期间，冲任气血平和，致病因素尚未能引起冲任、胞宫气血阻滞或失养，故不发生疼痛。经期和月经前后，由于血海由满盈而溢泻，气血从盛实而骤虚，冲任、胞宫气血变化急骤，致病因素乘时而作，导致痛经。

1. 肝肾亏损

素禀肾虚，或房劳多产，或久病虚损，导致肝肾亏虚，精亏血少，冲任血虚。经后精血更虚，胞脉失于濡养，"不荣则痛"，发为痛经。

2. 气血虚弱

素体虚弱，气血不足，或大病久病，耗伤气血，或脾胃虚弱，化源不足，气血虚弱。经后冲任气血更虚，胞脉失于濡养；兼之冲任气弱，无力流通血气，则血行迟滞，因而发为痛经。

3. 气滞血瘀

平素抑郁，或怒伤肝，肝郁气滞，气滞血瘀；经期产后，余血内留，感受外邪，邪与血搏，血瘀气滞，以致瘀阻冲任，血行不畅。经前、经期气血下注冲任，胞脉气血更加壅滞，"不通则痛"，发为痛经。

4. 寒凝血瘀

经期产后，感受寒邪，或过食寒凉生冷，寒客冲任，与血相搏，以致瘀阻冲任，气血凝滞不畅。经前、经期气血下注冲任，胞脉气血更加壅滞，"不通则痛"，故致经行腹痛。

5. 湿热瘀阻

素有湿热内蕴，或经期产后余血未尽，感受湿热之邪，湿热与血搏结，以致瘀阻冲任，气血凝滞不畅。经前、经期气血下注冲任，胞脉气血更加壅滞，"不通则痛"，故发痛经。

【常见证候】

1. 肝肾亏损

经期或经后 1～2 天小腹绵绵作痛，伴腰骶酸痛，经色暗淡，量少质稀薄，头昏耳鸣，腰膝酸软，面色晦暗，舌质淡红，苔薄，脉沉细。

2. 气血虚弱

经期或经后小腹隐隐作痛，喜按或小腹及阴部空坠不适，月经量少、色淡、质清稀，神疲乏力，头昏心悸，失眠多梦，面色苍白，舌质淡，脉细无力。

3. 气滞血瘀

经前或经期小腹胀痛拒按，经血量少，行而不畅，血色紫暗有块，块下则痛减，胸胁、乳房胀痛，舌质紫暗或有瘀点，脉弦或弦涩有力。

4. 寒凝血瘀

经前或经期小腹冷痛拒按，得热痛减，月经或见推后、量少、色暗，畏寒肢冷，面色青白，舌暗，苔白，脉沉紧。

5. 湿热瘀阻

经前或经期小腹疼痛或胀痛不适，有灼热感，或痛连腰骶，或平时小腹疼痛，经前加剧，经血量多或经期长、暗红、质稠或夹较多黏液，平素带下量多，色黄质稠有臭味，小便黄赤，舌质红，苔黄腻，脉滑数或弦数。

【护理要点】

1. 一般护理

（1）居室环境安静、整洁、舒适，空气新鲜，温湿度适宜。保证充足睡眠，及时更换污染被服床单。

（2）询问患者疼痛的程度、性质、部位、持续时间，阴道出血的量、色、质及伴随症状。

2. 情志护理

（1）注意情志疏导，给予关心体贴，帮助患者怡情悦志，促进气血畅通，使其通则痛减。

（2）向患者讲解经期卫生及预防痛经的知识，对患者的提问及疑虑做到及时有效的解答。

3. 临证施护

（1）肝肾亏损者，予补益肝肾、调经止痛的汤剂，用益肾调经汤；宜食补益肝肾之品，如核桃、桑椹、黑米、猪腰等。可食菟丝子粥，具体做法：将菟丝子水煎后取汁，与粳米同煮，待粥熟时加入适量白糖即可食用。

（2）气血虚弱者，予益气养血、调经止痛的汤剂，用圣愈汤；宜食补血益气之品，如红枣、鸡汤、龙眼肉、山药等。

（3）气滞血瘀者，予行气活血、祛瘀止痛的汤剂，用膈下逐瘀汤；宜食理气活血之品，如玫瑰花、橘饼、山楂等。

（4）寒凝血瘀者，予温经散寒、祛瘀止痛的汤剂，用少腹逐瘀汤；宜食温补之品，如羊肉、狗肉、韭菜等。

（5）湿热瘀阻者，予清热除湿、化瘀止痛的汤剂，用清热调血汤；平素注意饮食清淡，宜食清热除湿之品，如薏苡仁、冬瓜等。可将粳米煮粥，待粥快熟时加入栀子仁粉，稍煮即可服食。

4. 用药护理

汤药浓煎，口含生姜片，少量多次频频饮服。根据患者痛经发作时间，指导患者在月经来临前 7～10 天口服中药，每日 1 剂，连服 3～5 剂，睡前温服。理气药不宜久煎，补益药宜文火久煎。

5. 护理技术

（1）针灸　腹痛剧烈时，可取神阙、关元、气海、中极、子宫穴，用痛经贴穴位贴敷 4～6 小时，每日 1 次；针刺或按压合谷、内关、人中穴，缓解晕厥症状。呕吐时可指压内关、合谷、足三里。

（2）耳穴压豆　可取耳穴子宫、内分泌、卵巢、缘中、神门、脾、交感、肝、肾，贪凉饮冷者加上脾穴。

（3）外敷法　用热锅将食盐 150～200g 炒成暗灰色后，用布包扎，待冷却至皮肤能耐受的温度后，外敷神阙、关元、中极穴。

【中医健康指导】

1. 指导患者调畅情志以畅达气机，预防本病。

2. 经行前后注意休息，防寒保暖，切勿淋雨涉水，防止寒邪侵袭。

3. 保持阴部清洁，行经时忌洗盆浴。避免过劳，节制房事。

4. 饮食清淡营养，少量多餐。在行经期宜食温性之品，如红糖、红枣、鸡蛋、韭菜等；勿食生冷、田螺、蚌肉等寒凉之物。

二、闭经

案例导入

患者，女，19 岁，否认性生活。

主诉：月经稀少 2 年余，停闭 3 月。

病史：患者 12 岁初潮，既往月经 30～35 天一潮，量中，近 2 年来月经 3～6 月一潮，经量少，近 3 月月经未潮。刻下：头晕眼花，心悸怔忡，少寐多梦，面色萎黄，舌淡，苔少，脉细。

查体：脉搏 82 次 / 分，体温 37.4℃，血压 104/64mmHg。

辅助检查：妇科超声示子宫大小正常，子宫内膜 4mm，双侧卵巢多囊样改变。

问题：患者的护理问题是什么？应如何护理？

女子年逾 16 周岁，虽有第二性征发育但月经尚未来潮，或年逾 14 岁，尚无第二性征发育及月经；或月经来潮后又中断 3 个周期或 6 个月以上者，称为闭经。前者称原发性闭经，后者称继发性闭经。古称闭经为"女子不月""月事不来""经水不通"等。

本病以月经停闭不来潮为特征，属常见病，难治之证，病程较长。妊娠期、哺乳期、围绝经期的月经停闭，或月经初潮后 1 年内月经不行，不伴其他不适者，属于生理现象，不属于闭经范畴。因先天性生殖器官发育异常，或后天器质性损伤而无月经者，非药物治疗所能奏效，不属于本节讨论范围。

西医学的闭经、多囊卵巢综合征引起的闭经可参照本病辨证治疗。

【病因病机】

闭经发病机制有虚实两个方面。虚者多因精血不足，冲任不充，血海空虚，无血可下；实者多为邪气阻隔，冲任受阻，脉道不通，经血不得下行。闭经常由肾虚、脾虚、气滞血瘀、寒凝血瘀、痰湿阻滞等所致。

1. 肾虚

禀赋不足，肾气未盛，精气未充，肝血不足，天癸不能应时泌至则冲脉不盛、任脉不通乃至月经不行；因房劳多产，肾精耗损，或久病伤肾，肝血亦虚，精血匮乏，血海不能满盈，胞宫无血可下而成闭经。

2. 脾虚

脾胃素弱，或饮食劳倦，或忧思过度，损伤脾气，气血生化乏源，冲任空虚，血海不能满盈，遂使月经停闭。

3. 精血亏虚

素体血虚，或大病、久病，或吐血、下血、堕胎、小产等数伤于血，或哺乳过长过久，以致冲任失养，血海空虚，胞宫无血可下而成闭经。

4. 气滞血瘀

素性抑郁，或七情所伤，肝气郁结而不达，久则气滞血瘀，瘀阻冲任胞脉，经血不得下行而致闭经。

5. 寒凝血瘀

经产之时，血室正开，感受寒邪，或过食生冷，或淋雨涉水，寒邪乘虚客于冲任，血为寒凝致瘀，瘀阻冲任，胞脉不通，遂使月经停闭。

6. 痰湿阻滞

素体肥胖，多痰多湿，痰湿壅阻经隧；或脾失健运，痰湿内生，痰湿下注，阻滞冲任，胞脉闭塞而经不行。

【常见证候】

1. 肾虚证

（1）肾气虚证　月经初潮来迟，或月经后期量少，渐至闭经，头晕耳鸣，腰酸腿软，小便频数，性欲淡漠，舌淡红，苔薄白，脉沉细。

（2）肾阴虚证　月经初潮来迟，或月经后期量少，渐至闭经，头晕耳鸣，腰膝酸软，或足跟痛，手足心热，甚则潮热盗汗，心烦少寐，颧红唇赤，舌红，苔少或无苔，脉细数。

（3）肾阳虚证　月经初潮来迟，或月经后期量少，渐至闭经，头晕耳鸣，腰痛如折，畏寒肢冷，小便清长，夜尿多，大便溏薄，面色晦暗，或目眶暗黑，舌淡，苔白，脉沉弱。

2. 脾虚证

月经停闭数月，神疲肢倦，食少纳呆，脘腹胀满，大便溏薄，面色淡黄，舌淡胖有齿痕，苔白腻，脉缓弱。

3. 精血亏虚证

月经停闭数月，头晕眼花，心悸怔忡，少寐多梦，皮肤不润，面色萎黄，舌淡，苔少，脉细。

4. 气滞血瘀证

月经停闭数月，小腹胀痛拒按，精神抑郁，烦躁易怒，胸胁胀满，嗳气叹息，舌紫暗或有瘀点，脉沉弦或涩而有力。

5. 寒凝血瘀

月经闭止，小腹冷痛拒按，得热痛减，形寒肢冷，面色青白，舌紫暗，苔白，脉沉紧。

6. 痰湿阻滞

月经后期、量少而渐闭，形体肥胖，或面浮肢肿，神疲肢倦，胸脘满闷，心悸气短，舌淡胖，苔白腻，脉滑。

【护理措施】

1. 一般护理

（1）为患者提供一个整洁、舒适、空气新鲜的居室环境，光线柔和，避免不良噪声。

（2）观察患者的精神、营养、全身发育状况，观察其第二性征发育情况，如乳房、阴毛等，观察乳头有无泌乳。

2. 情志护理

（1）鼓励患者表达自己的想法，了解焦虑的根本原因，认同患者的感受，表达对患者的关切之情。做好家属的思想工作，使其关心、体贴、爱护患者，解除患者的后顾之忧。

（2）向患者讲解闭经的发生原因，告知在情志、饮食、中药、艾灸等方面配合的重要性。

3. 临证施护

（1）肾气虚者，予补肾益气、养血调经的汤剂，用大补元煎。水煎分服，每日1剂。

肾阴虚者，予滋肾益阴、养血调经的汤剂，用左归丸作汤剂。水煎分服，每日1剂。

肾阳虚者，予温肾助阳、养血调经的汤剂，用十补丸作汤剂。水煎分服，每日1剂。肾阳虚者宜食益肾之品，如核桃、桑椹、黑米、猪腰等。

（2）脾虚者，予健脾益气、养血调经的汤剂，用参苓白术散。水煎分服，每日1剂。脾虚者宜食健脾之品，如山药等，可食党参黄芪粥。

（3）精血亏虚者，予填精益气、养血调经的汤剂，用归肾丸作汤剂。水煎分服，每日1剂。精血亏虚者平素加强营养，宜食猪肝、菠菜、鸡蛋等补益之品；可食红枣桂圆粥。

（4）气滞血瘀者，予行气活血、祛瘀通经的汤剂，用膈下逐瘀汤。水煎分服，每日1剂。气滞血瘀者宜食活血理气之品，可将山楂、香附、红花、当归水煎取汁，加入洗净的粳米煮粥，食用时加红糖。每日1剂，分2次食用。

（5）寒凝血瘀者，予温经散寒、活血通经的汤剂，用温经汤。水煎分 2 次温服，每日 1 剂。

（6）痰湿阻滞者，予化痰除湿、活血通经的汤剂，用丹溪治湿痰方。水煎分 2 次温服，每日 1 剂。痰湿阻滞者宜食化痰祛湿之品，如冬瓜、薏苡仁、茯苓等。注意节制饮食，忌肥甘厚腻之品。

【中医健康指导】

1. 指导患者调畅情志，减轻焦虑，如听音乐、读书、看报等。

2. 饮食调护应定量、定时、多样化，勿多食，宜食清淡、营养、易消化的食物。做到荤素搭配，以素食为主；粗细搭配，以粗粮为主。勿食肥甘厚腻之品，以免助湿生痰；忌食南瓜、山芋、土豆等滞气之品。

3. 劳逸结合，适当进行体育锻炼，注意循序渐进，以不引起疲劳为度，以增加消耗量、减轻体重为目的，如散步、保健操等，以加强气血运行，促进脾胃运化；但气血亏损严重者，要注意避免发生晕仆跌伤。

第五节　孕前中医护理与创新创业

随着人们收入水平的提高，对优生优育观念的不断认知，对孕前备孕市场的关注度越来越高。由于生活环境及生活方式发生改变，体质也受到影响，不孕不育、胚胎停育、卵巢早衰的发生率逐年上升，因此孕前市场发展潜力巨大。孕前市场前景广阔，行业种类繁多，涉及基础的衣食住行、孕前体检，也包括孕前体质调理如月经调理（痛经、闭经等）、带下调理等，同时辅助生殖行业也慢慢走向大众视野。

一、服务类机构

（一）孕前管理指导服务机构

孕前管理指导是服务机构从饮食、作息、心理调节、夫妻生活、生活事项、身体调理全方位给予全程指导的管理服务，包括孕育评估、备孕课堂、私人定制备孕方案、备孕管家等。目前市场上有独立的备孕指导机构，很多专业的产后恢复机构和月子会所也会有此类服务。

（二）孕前体检及辅助生殖机构

1. 孕前体检机构

孕前体检是指夫妻准备生育前到医院进行身体检查，以保证孕育健康的婴儿。一般检查项目包括肾功能、肝功能、生殖系统及染色体变异等。随着人们优生优育意识的增强及对孕育下一代子女的重视度越来越高，孕前体检环节逐渐受到重视，各大医院及指定机构都有此类服务。

2. 辅助生殖机构

不孕不育症的治疗主要有药物治疗、手术治疗和辅助生殖三大类。随着医学技术的不断发展，辅助生殖技术已经相对成熟，通常夫妻在进行保守治疗无明显效果的情况下会选择进行辅助生殖。辅助生殖技术主要包括人工授精和体外受精 – 胚胎移植及其衍生技术（即试管婴儿）两大类。

3. 养生调理机构

月经和带下的正常与否可以反映出女性的健康情况。目前女性痛经及带下证的发生率较高，由此诞生了针对女性的调养机构。专业的产后恢复机构或能提供女性保养调理的美容院，使用一些功能性的仪器，配合艾灸及药油，结合按摩、推拿等对痛经、月经不调起到调养和缓解的作用。对于带下症状及继发性闭经，根据女性的体质搭配适合的调理养护方案，如盆底肌修复、暖宫调理、卵巢保养等。这类服务机构遍布很广，价位不同。

二、应用程序类软件

随着智能手机的普及应用，第三方应用程序也在不断地推广，针对女性孕育、保健的软件种类较多。关于一般的备孕常识、经期保健、人体亚健康调理等，在这里都可以找到答案。有些量身定制软件可以记录女性经期，从而推算出排卵期，并根据女性的生理周期推送相关知识。

三、产品类

针对孕前女性，很多厂家不断推出一系列的经期护理、孕前调理的产品，在各大网络商城、实体店都有售出，形式多样，价格不同。

1. 孕前系列

女性在备孕阶段需要补充丰富的叶酸、钙等营养物质；需要准备验孕试纸或验孕棒等测试怀孕的物品；家中使用空气净化器除甲醛等有害气体等。

2. 经期用品

女性经期用品包括经期护理液、卫生巾、暖宫贴、老姜黑糖茶等；痛经时可使用痛经贴、痛经止痛仪、暖宫或调理卵巢的药浴包；经期根据症状可遵医嘱口服当归丸、益母丸、乌鸡白凤丸等。

3. 带下护理用品

目前，市场较为畅销的产品有中药敷包、疼痛贴、药浴包、暖宫宝、艾灸仪等，具有温经散寒、活血化瘀的功效，对于缓解腹部及腰部不适有一定的效果。值得一提的是，阴道纳入的凝胶、胶囊等，有可能会带入外界细菌或破坏阴道内正常的菌群，使用前一定要做好消毒工作。

孕前护理的创新与创业，会随着市场的发展不断细化，前景广阔。

第二章 妊娠期中医护理与创新创业 ▷▷▷▷

第一节 妊娠期生理及中医护理

妊娠是胚胎在母体内生长发育的过程，也是从受孕至分娩的过程。中医古籍中将一孕二胎者称为"双胎""骈胎"，一孕三胎者称为"品胎"。

女性受孕后，胎儿得到母体的气血充养，在子宫中逐渐发育和成长，经过10个月，则形神具备，可以足月分娩。《备急千金要方》云："妊娠一月始胚，二月始膏，三月始胞，四月形体成，五月能动，六月筋骨立，七月毛发生，八月脏腑具，九月谷气入胃，十月诸神备，日满即产矣。"《医学入门》云："气血充实，则可保十月分娩……凡二十七日即成一月之数。"这里的十月为270天，与现代预产期计算的足月天数相当接近。现代预产期推算公式为从末次月经第一天算起，月数加9（或减3），日数加7（阴历则加14）。

一、妊娠期生理特点

女性在妊娠期要为胎儿提供一个良好而稳定的环境，为适应胎儿生长发育的需求，母体也在处于不断变化的状态。

（一）妊娠前期和中期生理特点

1. 月经停闭

妊娠后，脏腑、经络的阴血下注冲任胞宫，以养胎元；上荣乳房，以化生乳汁。胞宫藏精气而不泻，故月经停闭不行。

2. 妊娠脉象

妊娠期脉诊六脉平和滑利，按之不绝，尺脉尤甚。以妊娠3个月后尤为明显。《胎产心法》云："凡妇人怀孕，其血留气聚，胞宫内实，故尺阴之脉必滑数。"

3. 妊娠反应

妊娠初期常见恶心呕吐、不思饮食、头晕、乏力、挑食等早孕反应，一般多在妊娠

12 周左右自行消失。此反应源于孕期血下聚胞宫以养胞胎，致使阴血不足，肝气上逆，冲脉气盛。

4. 乳房变化

孕妇自觉乳房胀痛或乳头触痛，孕 2 月自觉乳房增大明显，可见乳头、乳晕颜色加深，乳晕周围皮脂腺增生进而出现深褐色结节，称为蒙氏结节。

5. 子宫增大

孕妇子宫增大、变软，这是妊娠的主要体征。孕 3 月末，腹部可扪及增大的子宫，4～5 月后，小腹逐渐膨隆，可自觉胎动。孕早、晚期膀胱受增大的子宫压迫，可出现尿频的现象。

此外，还可出现白带增多、便秘、面部色素沉着及腹部条纹等与妊娠有关的变化。

（二）妊娠后期生理特点

在分娩前数周，可有一些临产征象出现。

1. 释重感

妊娠后期胎头入盆后，孕妇骤然释重，呼吸变得轻松，但可能感到行走不便。《胎产心法》曰："临产自有先兆，须知凡孕妇临产，或半月数日前，胎腹必下垂，小便多频数。"

2. 假性宫缩

在产程正式发动前的一段时间内，可能出现间隔与持续时间不恒定、强度不增加的假性宫缩。有的孕妇感到痛苦不适，影响休息和饮食。假性宫缩又称"弄胎"。《医宗金鉴·妇科心法要诀》云："若数月已足，腹痛或作或止，腰不痛者，此名弄胎。"

二、妊娠期中医护理

妇女妊娠以后，由于生理上的特殊变化，胚胎初结，阴血相对不足，气易偏盛，机体易出现阴阳平衡失调、抵抗力下降易感外邪的情况。所以，此期对孕妇的调护显得极为重要。

（一）一般护理

1. 起居宜慎

孕妇居住的地方要清洁整齐、无异味，避免接触有害环境，如放射线、烟雾等。保持室内空气流通，防止外邪入侵。

2. 衣着合体

孕妇的衣着应宽大、柔软、舒适、合体、寒暖适宜。

3. 劳逸结合

孕妇适当地运动和休息，利于气血流通。每日保持 8～10 小时的睡眠，中午应有 1 小时左右的休息时间。散步对增加肌肉力量和促进新陈代谢有良好的影响；不宜攀高涉险，或过持重物，以免伤胎。

4. 保持清洁

孕妇应勤换洗衣物，勤洗外阴，采用淋浴的方式清洗身体，不宜坐浴。保持乳房和乳头的清洁，妊娠 5～6 月起要每日擦洗乳头 1 次。乳头凹陷者，常用手将乳头向外牵拉，以防产后婴儿吸吮困难。妊娠期应勤刷牙，保持口腔清洁。

5. 慎行房事

孕期必须慎行房事，尤其是孕早期 3 个月和孕晚期 3 个月，应避免房事，以防胎动不安、堕胎、早产及感染邪毒。

（二）情志护理

妊娠期可出现各种生理病理的变化，孕妇常情绪紧张、焦虑不安，可影响孕妇及胎儿的健康。因此，医护人员要向孕妇耐心讲解引起这些变化的原因，以及对健康的影响和防治措施，以消除其思想顾虑，保持情绪稳定。

（三）饮食护理

孕妇基于生理需要，膳食摄入品种应多样化。饮食宜清淡平和、富有营养、易消化、荤素适中，多食蛋白质、含钙量较多的食物；少食辛辣刺激之物，出现水肿及血压升高时，应控制盐的摄入。孕期不可过饥过饱、过食寒凉，以免伤及脾胃。此外，孕妇应避免吸烟、饮酒。

（四）用药护理

妊娠期用药事关重要，药物失宜可引起堕胎、早产、难产、畸形等，故孕期不可乱服药物，妄施针灸。孕期禁用剧毒、破气、破血、通利之类的药品。

（五）注意胎教

胎教就是指胎儿在母腹中受到的教育。妊娠期间，孕妇以精神情志、道德品质、行为修养及外界环境去影响胎儿，使之聪明伶俐，出生后健康少病。孕妇宜多见美好事物，行为宜端庄稳重，心情宜舒畅，精神宜愉悦；欣赏轻音乐，阅读美好诗篇，以感化教育胎儿，使其智能健康发育。

（六）定期检查

产前检查应自早期妊娠开始，对于有遗传代谢疾病可疑者，应及早进行产前诊断，以降低先天性遗传疾病患儿和畸形儿的出生率。妊娠后应对孕妇给予保健指导，如注意饮食、生活起居的调节，避免感冒或乱服药物等，孕7月后指导乳头护理、乳头内陷纠正方法。产检时间及次数应遵医嘱进行。如出现异常，出现出血、腹痛、胎动异常、头痛、头昏眼花、胸闷和破水等情况应立即就诊，以防意外发生。

第二节 妊娠期常见病症护理

一、堕胎和小产

📖 案例导入

患者，女，30岁，已婚。

主诉：孕48天，阴道少量流血4天，增多8小时。

现病史：平素月经周期27～28天，量中，色暗红，无血块，偶尔痛经。末次月经8月25日，4天前因劳累后出现阴道流血，量少，色暗红，无腹痛腰酸，未就诊。今日上午阴道流血量增多、色鲜红、夹血块，伴小腹坠胀疼痛。刻下神清，精神软，阴道流血量中、色红，腰酸，腹痛，无恶心呕吐，纳可，寐安，小便平，大便秘结，舌紫暗边有瘀点，苔薄白，脉沉弦。

辅助检查：B超示：宫内见12mm×9mm孕囊组织，见卵黄囊，未见胎芽。复查B超示：宫内未见明显孕囊组织，宫腔少量积液。

问题：患者所患何病？应如何护理？

凡妊娠12周内胚胎自然殒堕者，称为"堕胎"；妊娠12～28周内，胎儿已成形而自然殒堕者，称为"小产"。本病多由胎漏、胎动不安发展而来，也有直接发生堕胎、小产者，以自然殒堕为特点，区别在于堕胎发生在妊娠早期，小产发生在妊娠中期。西医学早期流产、晚期流产可参照本病辨证施护。

本病见于《金匮要略》记载："有半产后，因续下血都不绝者。"

【病因病机】

本病发病机理主要是冲任损伤，胎元受损或胎结不实，而致胚胎、胎儿自然陨堕，离宫而下。堕胎、小产既可为一个独立的疾病，又可为他病（胎漏、胎动不安）发展的结局，还可成为他病（滑胎）的原因。

1. 肾气虚弱

先天禀赋不足，肾气不盛，成胎不实，或孕后房事不节，耗伤肾气，肾虚胎元不固，以致堕胎、小产。

2. 气血不足

素体虚弱，或久病大病损伤气血，或饮食劳倦伤脾胃，气血乏源，以致气血两虚，冲任不固，无以载胎养胎，而发堕胎、小产。

3. 热病伤胎

摄生不慎，感受时疫邪毒或热病温疟，热扰冲任血海，损伤胎元，以致堕胎、小产。

4. 跌仆伤胎

孕后不慎，跌仆闪挫，致使气血紊乱，胞宫不稳，或瘀滞胞宫，直接逼迫胎元而出，发生堕胎、小产。

【常见证候】

1. 胎殒难留证

胎殒难留证多由胎漏、胎动不安发展而来，阴道流血量渐增多，腹痛激坠加重，或会阴逼坠，或羊水溢出，舌紫暗或边有瘀点，脉沉弦。

2. 胎堕不全证

胎殒之后，尚有部分妊娠组织残留于宫腔，腹痛阵作，阴道下血持续不止，甚至大量出血，舌淡红，苔薄白，脉沉细无力。

【护理要点】

1. 一般护理

（1）居室安静整洁、光线充足，保持空气新鲜、温湿度适宜；被褥清洁、松软。

（2）不宜盆浴或大池洗浴，以免引起感染。注意个人卫生和会阴部的清洁，每日用温水清洗外阴部 1～2 次。选用消毒柔软的卫生纸，勤换月经垫和内裤，便后清洁会阴部及洗手。

2. 情志护理

堕胎、小产后，患者情绪易悲观、抑郁，且受外界影响大。这时护理人员应指导和帮助患者运用放松疗法以分散注意力，保持情绪稳定。积极与患者家属沟通，使之了解患者的痛楚，给予患者更多的关怀与爱护，使其减轻思想顾虑及精神压力，树立信心，积极配合后期的治疗护理。

3. 临证施护

（1）胎殒难留者 阴道流血逐渐增多，妊娠组织欲排不能，腹痛腹坠，此时切莫慌张，保持镇静，可适当走动，进食温热食物，促进妊娠组织排出。

（2）胎堕不全者 部分妊娠组织残留于宫腔，腹痛阵作，阴道下血持续不止，此时应益气祛瘀，促进妊娠组织排出，密切观察患者面色、血压、呼吸、阴道流血等情况；胚胎滞留不下者，医生可进行清宫术，术中、术后可给予缩宫素促进宫缩以减少出血，遵医嘱补液，必要时输血。

堕胎、小产者饮食搭配应均衡且营养充足，荤素搭配合理，及时补充水分。忌食生冷、油腻、辛辣刺激之物，禁烟酒。可吃富含纤维素的食物，以保持大便通畅。产后多虚、多瘀，故食物既要有营养以补虚，又应清淡以防留瘀。小产后 3 天内可适量饮用红糖水以促进瘀血排出，超过 3 日避免饮用，否则易导致阴道流血淋漓不尽。禁烟、酒、咖啡。小产后一周可食醉蛋黄，具体做法：鸡蛋黄 1 ～ 2 个，黄酒 10 ～ 15mL。鸡蛋去蛋清，蛋黄留在碗中，加入黄酒、清水适量，调匀，放锅中隔水炖 30 ～ 40 分钟即可。

二、子肿、子晕及子痫

📖 案例导入

叶某，女，35 岁，已婚。

主诉：孕 7 月余，四肢浮肿 10 天，加重 2 天。

现病史：患者平素月经规律，周期 28 ～ 30 天。末次月经 2017 年 7 月 4 日，预产期 2018 年 4 月 11 日。孕早期无恶心、呕吐等早孕反应。孕 3 月余自觉胎动至今。近 10 日来见踝部浮肿，渐至小腿处。皮薄光亮，按之凹陷，久而不起，昨日始见面目浮肿，伴脘腹胀满，饮食无味，小便短少，大便溏薄，舌淡，苔白腻，脉沉滑。

查体：体温 37℃，脉搏 84 次 / 分，呼吸 21 次 / 分，血压 130/100mmHg。

辅助检查：尿常规：尿蛋白（+）；B 超：单活胎，胎心 132 次 / 分。

提问：患者所患何病？应如何护理并何预防变证的发生？

妊娠中晚期，孕妇肢体面目发生肿胀者，称为"子肿"，亦称"妊娠肿胀"。根据肿胀部位、性质及程度不同，分别有"子肿""子气""皱脚""脆脚"等名称。若妊娠七八月后，仅脚部浮肿，休息后自消，且无其他不适者，为妊娠晚期常有的现象，可不必治疗，产后自消。本病始见于《金匮要略方论·妇人妊娠病脉证并治》曰："妊娠有水气，身重小便不利，洒淅恶寒，起即头眩，葵子茯苓散主之。"

若出现头晕目眩或眩晕欲厥者，称为"子晕"，亦称"妊娠眩晕""子眩"。

若妊娠晚期、临产时或新产后，突然发生眩晕扑倒，昏不知人，双目上视，牙关紧闭，四肢抽搐，全身强直，须臾醒，醒复发，甚或昏迷不醒者，称为"子痫"，亦称"妊娠痫症""子冒"。本病始见于《诸病源候论》云："体虚受风，而伤太阳之经，停滞经络后复遇寒湿相搏，发则口噤背强，名之为痉。妊娠而发者闷冒不识人，须臾醒，醒复发，亦是风伤太阳之经作痉也，亦名子痫，亦名子冒也。"

子肿、子晕、子痫虽为不同病证，但三者在病因病机及疾病演变上有相互内在的联系，故归为一节进行论述。西医学的妊娠高血压疾病在不同阶段的临床表现可参照本类疾病辨证施护。

（一）子肿

【病因病机】

本病的发病机制是脾虚、肾虚或气滞，导致水湿痰聚发为子肿。

1. 脾虚

脾气素弱，或劳倦忧郁，或过食生冷，脾阳受损，运化失职，水湿停滞，溢于四肢肌肤，发为子肿。

2. 肾阳虚

素体肾虚，孕后阴血下聚养胎，有碍肾阳敷布，不能化气利水，水遂泛溢而为肿胀。

3. 气滞

平素多抑郁，肝失濡养，气机不畅，孕后胎体渐长，阻碍气机，升降失司，气滞湿郁，泛滥肌肤，遂致肿胀。

【常见证候】

1. 脾虚

妊娠数月，面浮肢肿，甚则遍身俱肿，皮薄光亮，按之凹陷，脘腹胀满，气短懒言，口中淡腻，食欲不振，小便短少，大便溏薄，舌体胖嫩，边有齿痕，舌苔白润，脉沉滑。

2. 肾阳虚

妊娠数月，面肢浮肿，下肢尤甚，按之没指，头晕耳鸣，腰酸无力，下肢逆冷，心悸气短，小便不利，面色晦暗，舌淡，苔白润，脉沉迟。

3. 气滞

妊娠数月，肢体肿胀，始于两足，渐延于腿，皮色不变，压痕不显，头晕胀痛，胸胁胀满，饮食减少，舌暗红，苔白滑或腻，脉弦或滑。

【护理要点】

1. 一般护理

（1）保持居住环境安静、舒适、整洁、无异味；保持被褥、衣物清洁、干燥；避免局部皮肤摩擦感染；避免强声、强光刺激。

（2）孕妇应注意休息，勿过劳。轻者可适当运动，经常变换体位，预防体位性水肿。保持充足的睡眠，睡眠时嘱其尽量左侧卧位，以减轻子宫对下肢静脉的压迫。对于颜面浮肿者，应抬高床头 15°～ 30°；坐位或卧位时，抬高下肢，增加静脉回流，减轻浮肿。注意观察浮肿部位、程度及进展情况。

（3）定期测量体重、血压、腹围，定时听取胎心音，并做好记录。每周测体重 2 次，凡每周体重增加超过 0.5kg 者，应注意有无隐性水肿。水肿明显者，需详细记录 24 小时出入量。

（4）观察尿蛋白情况，24 小时尿蛋白超过或等于 0.5g 者为异常。

（5）指导患者及家属正确使用坐便器，避免划破皮肤，引起感染。对于卧床患者，给予定时翻身，受压部位每天做按摩或温水擦身，以促进血液循环。

2. 情志护理

调情志，畅气机，让患者保持乐观、愉悦的心情。安慰体贴患者，耐心倾听患者的诉求。避免患者与焦虑病友或亲友接触，以免产生悲伤心理。向患者说明焦虑可导致气机不畅，加重病情。在治疗过程中，及时给患者及家属反馈治疗的信息，如病情得到控制、胎心音正常等，使其了解病情，增强信心，积极主动配合治疗和护理。

3. 临证施护

（1）脾虚者，予健脾除湿，行水消肿。饮食忌寒凉、肥甘油腻之物，可适当给予健脾和胃之品，如山药、南瓜、木耳、芋头、莲子、大枣、桂圆、栗子等。平时可以茯苓饼作为早晚点心食用。具体做法：茯苓100g，粳米100g，共研细面，放入容器内，加水适量，调成稠糊状，再加入白糖适量，做成小饼，用文火烙熟即可。

隔姜灸法，气海穴，每天1次。

（2）肾阳虚者，予补肾温阳，化气行水。限制盐和水分的摄入，每日食盐量不超过2g，水分限制在1000mL之内。饮食应适当补充温阳之物，如羊肉、鸽肉、鹌鹑等。腰膝酸软、面色㿠白者，可多食芡实、莲子、山药、核桃仁或黑豆鲤鱼汤。平时可服用芡实茯苓粥补肾利水消肿，具体做法：茯苓10g（捣碎），芡实15g，加水适量，煎至软烂时再加入淘净的大米适量，煮烂成粥。每日分顿食用。

可采用穴位按摩法，取阴陵泉、足三里、三阴交，采用平补平泻法，亦可在这些穴位用艾条熏灸。

（3）气滞者，予理气行滞，化湿消肿。平素宜调情志，畅气机，避郁伤肝。护理人员可指导患者应用松弛法，如缓慢呼吸、全身肌肉放松、听轻音乐等舒缓焦虑情绪。

饮食选用理气之物，如木瓜、陈皮、香附、橙子、柑、冬瓜、白菜等。可自制鲫鱼萝卜饮：鲫鱼1条（洗净去鳞及内在），萝卜150g（洗净切块），加佐料及清水适量煮熟，取汁代茶饮。

可采取推拿疗法，揉三焦俞2分钟，按揉足三里、三阴交各2分钟，揉肝俞、胆俞各1分钟，按揉太冲1分钟。

以上各证可平时服用冬瓜皮汤、赤小豆汤、玉米须煎水代茶饮以利水消肿。

（二）子晕

【病因病机】

本病的发病机制是阴血不足、肝阳上亢或痰浊上扰清窍而致子晕。

1. 阴虚肝旺

素体肝肾阴虚，加之孕后血聚养胎，阴血愈亏，肝失所养，肝阳上亢，上扰清窍而致眩晕。

2. 脾虚肝旺

素体脾虚，化源不足，营血亏虚，孕后阴血下行养胎，精血愈虚，肝失濡养，脾虚肝旺，发为子晕。

【常见证候】

1. 阴虚肝旺

妊娠中晚期，头目眩晕，视物模糊，心中烦闷，颧赤唇红，口燥咽干，手足心热，甚或猝然昏倒，舌红，苔少，脉弦细数。

2. 脾虚肝旺

妊娠中晚期，头晕眼花，头胀而重，面浮肢肿，胸闷欲呕，胸胁胀满，纳差便溏，舌红，苔白腻，脉弦滑。

【护理要点】

1. 一般护理

（1）保持病室安静、整洁，房间光线宜暗，避免噪音干扰。保持地面干燥，以防跌倒。

（2）减少活动，宜静卧休养，避免各种刺激。保证充足的休息和睡眠时间，每天保证有2小时的午休。对于夜间失眠患者遵医嘱给予镇静安神之品。

（3）患者如头晕目眩发作时，应立即躺下或坐下休息，以防摔倒。指导患者平时动作宜轻柔、和缓，教会患者缓慢改变体位，防止眩晕、跌扑的发生。医护人员对住院患者常巡视，及时满足患者生活需求。外出检查时有人陪护。

（4）严密观察体温、脉搏、呼吸及血压的变化，每4小时监测1次血压，如舒张压渐上升，提示病情加重。并随时注意观察和询问孕妇有无头晕、头痛、恶心等症状。及时评估患者浮肿情况，并监测24小时出入量，做好详细记录。注意胎心、胎动及宫缩的情况。

2. 情志护理

调畅情志，舒缓心情，避免精神因素刺激。减轻患者思想顾虑，消除引起患者的各种不良情绪和行为，鼓励患者参加娱乐活动，如听欢娱轻快的音乐、参加集体游戏等。护理人员应耐心回答患者提出的问题，可针对性地讲解有关子晕的医学知识，提供实用的教育材料，使患者积极配合治疗及护理。

3. 临证施护

（1）阴虚肝旺者，予滋阴补肾，平肝潜阳。眩晕呕吐甚者，汤药宜少量多次频服，可在服药前口含鲜生姜或滴几滴姜汁于舌上。饮食宜清淡，忌燥热、温补之品，多食新鲜蔬菜水果，平时可食用枸杞子、菊花、黑芝麻、蛤蜊、桑葚、芹菜、番茄等食物，亦可服用海带枸杞子决明茶，具体做法：海带 50g（清水浸泡 1 小时后洗净切丝），枸杞子 15g，决明子 30g，一同放入锅中，加水煎煮 40 分钟即成。每日分 2 次食用。

可配合推拿护理，按揉百会 1 分钟，拿风池 5 ～ 10 次，按揉太冲 1 分钟，推涌泉 2 分钟，揉肝俞、肾俞各 1 分钟，按揉足三里 1 分钟。

（2）脾虚肝旺者，予健脾利湿，平肝潜阳。食用易消化之品，忌生冷、肥甘油腻碍脾之品。注意食物的色、香、味及多样化以刺激食欲，满足营养需求。水肿、高血压者应严格限制食盐的摄入量（每日少于 2g）。可食黄瓜藤汤，具体做法：黄瓜藤 60g，苦瓜藤 60g，取上料入锅，加水适量煎煮。温服，每日 1 ～ 2 剂。水肿渐退者，可食山药、红枣、赤小豆、莲子、鸭肉等。

可行灸法，选取足三里、绝骨穴，3 ～ 5 壮麦粒灸。耳穴贴压法，取交感、皮质下、神门、心、肝、脾、肾、耳尖、耳背沟，每次取 4 ～ 6 穴，用王不留行籽贴压，或施以捏、擦、压手法强刺激 3 分钟，每日 3 次。

（三）子痫

【病因病机】

1. 肝风内动

素体阴虚，孕后精血养胎，肾精益亏，肝失所养，精不养神，则心火偏亢；风火相扇，发为子痫。

2. 痰火上扰

阴虚热盛，灼其津液，炼液成痰；脾虚湿盛，聚液成痰，痰火交织，上蒙清窍，发为子痫。

【常见证候】

1. 肝风内动

妊娠晚期，或临产时及新产后，头痛眩晕，突然昏仆不识人，两目上吊，牙关紧闭，四肢抽搐，腰背反张，时作时止，或良久不醒，手足心热，颧赤息粗，舌红或绛，苔无或花剥，脉弦细而数或弦劲有力。

2. 痰火上扰

妊娠晚期，或临产时及新产后，头痛胸闷，突然昏仆不知人，两目上吊，牙关紧闭，口流涎沫，面浮肢肿，息粗痰鸣，四肢抽搐，腰背反张，时作时止，舌红，苔黄腻，脉弦滑而数。

【护理要点】

1. 一般护理

（1）病室保持安静、整洁、光线宜暗；避免强光、噪音刺激，以防抽搐的发生。必要时遵医嘱安排单人病房。

（2）患者绝对卧床休息，减少活动。保证充足睡眠，避免过度劳累，保持二便通畅。护理人员协助患者生活起居，限制探视来访人数。

（3）应设专人专护，加用护栏，防止坠床。治疗护理相对集中，动作轻柔，以免加重病情或引起抽搐。

（4）必要时给予氧气吸入，保持呼吸道通畅，防止舌咬伤。

2. 情志护理

及时评估患者恐惧、焦虑的程度，以便及时指导。鼓励患者家属陪护，及时介绍病区环境、同室病友、医护人员，以减轻患者的陌生感，摆脱恐惧或焦虑，让其安心养病。

根据患者病情，对患者及家属进行相关健康指导，对疾病、治疗、护理知识有一定了解，减轻患者及家属对本病产生的恐慌、紧张等不良心理。加强对胎儿的监护，并及时将胎儿情况告知患者，使其舒心。子痫发作时，给予患者家属心理安慰和诚挚的同情，增强其安全感，勿惊慌悲恐，取得其信任。若必要时需终止妊娠，事前应与家人讲明原因，使其有充分的思想准备，积极配合治疗。

3. 临证施护

（1）子痫前期 遵医嘱给予镇静、解痉、利尿、降压等治疗，备好开口器等抢救物品及急救药物，密切观察患者血压、脉搏、呼吸、体温及 24 小时出入量，定时监测胎心音，并注意宫缩及胎心变化。注意阴道有无排液或流血等。

（2）子痫发作 协助医生尽快控制抽搐（遵医嘱给予解痉、镇静、降颅内压治疗）。设置 24 小时专人专护，床边设护栏，防止摔伤；取出假牙，患者应取头低侧卧位，保持患者呼吸通畅，并立即给予高流量氧气吸入，以改善大脑缺氧情况。用开口器或上下磨牙间放置一缠好纱布的压舌板，用舌钳固定舌头以防咬伤唇舌或致舌后坠的发生。强痉拘挛者，宜注意保护四肢，不可用力强行按压，以免骨折损伤。神志昏迷者，掐人中、十宣，拿风池；四肢抽搐者，拿肩井、合谷、委中、太冲穴。

（3）昏迷 暂时禁止口服任何饮食和药物，以防误入呼吸道，导致窒息和吸入性肺炎。可给予鼻饲饮食，并定时变换体位，预防褥疮，留置导尿并详细记录出入量。抽搐完全控制，清醒后可给予清淡有营养的食物。

（4）病情稳定 肝风内动者可予养阴清热，平肝息风。饮食上予以养阴清热之品，如甲鱼、燕窝、鱼翅、冬瓜、西瓜、马蹄等。可配合维生素 B_1 或维生素 B_2 穴位注射，以滋补肝肾，息风止痉。

痰出不畅者，予翻身、拍背，或遵医嘱给予中药液超声雾化吸入或吸痰。饮食宜清热化痰、息风之品，如川贝百合莲子汤、牡蛎汤等。

病情控制后 6～12 小时应考虑终止妊娠，护理人员应做好母子抢救准备。

三、妊娠小便不通

案例导入

尹某，女，27 岁，已婚。

主诉：孕 8 月余，腹部胀满伴小便不通 6 天。

现病史：患者自诉 6 天前无明显诱因下出现小便不利，日趋点滴不通，腹部胀满不舒，曾施以导尿后腹胀大减，但此后仍欲解小便又点滴不通，腹胀更剧，无发热、尿痛、阴道出血、恶心不适、多饮，平素少气懒言，自觉体倦肢软，舌淡，苔薄白，脉沉滑。

辅助检查：B 超显示胎儿发育无异常，膀胱有尿液潴留。

提问：患者所患何病？有何护理问题？应如何护理？

妊娠期间，小便不通，甚至小腹胀急疼痛，心烦不得卧，称为妊娠小便不通，又称"转胞"或"胞转"，常见于妊娠中晚期。

本病首见于《金匮要略》曰："妇人病饮食如故，烦热不得卧，而反倚息者，何也？师曰：此名转胞，不得溺也，以胞系了戾，故致此病，但利小便则愈，宜肾气丸主之。"隋代巢元方《诸病源候论》也以妊娠小便不通为名。西医学的妊娠合并尿潴留可参照本病辨证护理。

【病因病机】

本病的主要发病机制是肾虚或气虚无力举胎，压迫膀胱，以致膀胱气化不利，水道不通，溺不得出，属本虚标实。

1. 肾虚

素有肾气不足，胞系于肾，孕后肾气愈虚，无力系胞，胎压膀胱，溺不得出，或肾虚不能化气利水，故小便不通。

2. 气虚

素体虚弱，中气不足，妊娠后胎体渐长，气虚无力举胎，胎压膀胱，溺不得出。

【常见证候】

1. 肾虚

妊娠期间，小便不通，或频数量少，小腹胀满而痛，坐卧不宁，畏寒肢冷，腰腿酸软，舌质淡，苔薄润，脉沉细无力。

2. 气虚

妊娠期间，小便不通，或频数量少，小腹胀急疼痛，坐卧不安，面色㿠白，神疲倦怠，头重眩晕，舌质淡，苔薄白，脉虚缓。

【护理要点】

1. 一般护理

（1）居住环境要安静整洁，保持空气流通，衣着宽松舒适，注意保暖，适应季节变化增减衣物，并避免噪音的干扰。

（2）注意个人卫生，保持会阴部清洁，勤换内衣裤。注意休息，避免过劳，保持8小时睡眠时间，孕7～8月后，中午应休息1～2小时，以侧卧位为佳。

（3）临产时小便不通、胀大的膀胱可影响胎儿下降引起滞产，甚者导致产后排尿异常。宜导尿解急，以免变生他证。必要时留置导尿24小时，每4小时开放1次，以免感染。

2. 情志护理

关心体贴患者，了解患者的需要，多给予温暖和支持。向患者讲解本病发生的原因、转归及预后情况，使其对疾病有正确的认识，减轻焦虑。患者发生小腹胀急、排尿困难时，易精神紧张，烦躁不安，而使症状加重，排尿更加困难。医护人员应耐心、细致，做好解释、安慰工作，解除孕妇对排尿困难的顾虑，疏通思想，保持心情舒畅，或及时帮助畅通小便，解除患者痛苦，并鼓励其积极配合治疗。

3. 临证施护

（1）肾虚者，予温肾助阳，化气利水。

平素饮食予以温补之品，可选食栗米饭、枸杞子粥等温肾健脾。

选取肾俞、膀胱俞、命门、关元穴，每日自行按压 3～5 次。

（2）气虚者，予补中益气，导溺举胎。

督促患者充分休息，协助做好生活护理，减少能量消耗。

饮食宜少食多餐、定时定量，减轻脾胃负担。平素可食黄芪粥、参枣粥、山药粥等健脾益气之品；或给予黄芪鲤鱼汤，具体做法：鲤鱼 1 条（约 500g），黄芪 30g，鲤鱼活杀去鳞及肠杂后洗净，与黄芪一同放入锅内，加水煮熟，后放调料，吃鱼喝汤；或黄芪豆浆，具体做法：黄芪 12g，豆浆 1 碗，将黄芪和豆浆一同入锅，加水适量煮 10～20 分钟，挑出黄芪后喝豆浆，每日 1 次。挑出的黄芪亦可煮第 2 次。

以上各证，均可配合以下护理方法。

热敷法：①小葱连须 500g 洗净，手截断，捣烂，放入锅内炒热，分 2 次轮流使用，每次 250g。用布或毛巾包裹，热熨下腹部（自脐部顺次向耻骨部）。每日 1 次，每次 30 分钟。②粗盐炒热后布包热熨下腹部，每日 1 次。③热水袋敷于小腹部。

灸法：食盐 30g，艾绒适量。取艾绒搓成黄豆粒大小的艾炷 21 壮，孕妇仰卧，将食盐填入患者脐孔中，再取艾炷置于食盐面上点燃灸之，连续 21 壮，以通为度。

推拿法：揉气海，摩小腹，按中极，拿足膀胱，按揉膀胱俞、阴陵泉，擦八髎。

诱导法：对于有尿意而小便不利者，让其听流水声，或用温水缓缓冲洗尿道外口周围诱导排尿。

第三节　妊娠期中医护理与创新创业

妊娠期是女性一生中重要的阶段，妊娠女性在生理及心理上会发生一系列的变化，这个阶段的生活起居习惯和情绪也将发生改变，其运动、用药等也应适应妊娠期的生理特点，以免影响胎儿的正常发育。此阶段要兼顾孕妇的营养、舒适度及情感需求。现代家庭对于整个孕期的护理是较为重视的，妊娠期的护理市场也得到不断的细化和发展，除了常规医疗体系的服务外，同时新兴了一系列的创新行业。

一、母婴店及孕妇生活馆

母婴店及孕妇生活馆为孕妇提供日常的家居用品。

1. 孕妇护肤品

兼顾健康和爱美心理，孕妇在使用护肤品及化妆品的时候，应选用专用护肤品。一些功能性的护肤品及化妆品可能含有激素、重金属或化学物质，容易被胎儿吸收，会严重影响生长发育。

2. 生活用品

根据孕妇特征及需求，研发了一系列专用的生活用品，如鞋、衣袜、内衣、孕妇装、防辐射服、洗衣液等。

二、孕期营养用品及孕妇餐

在优生优育理念的影响下，孕育下一代成为每个家庭的头等大事。随着母婴人群的认知水平及消费水平大幅提升，孕妈们愿意在孕妇营养品上投入消费。一些孕妇会出现早孕反应，如头晕、疲乏、嗜睡、食欲不振、偏食、厌恶油腻、恶心、呕吐等，导致孕期营养不足，综合以上因素，孕妇健康市场增长迅速，各品牌营养品纷纷布局，各类品牌的 DHA、钙、维生素、铁、蛋白质等营养素市场需求增长迅速。随着月子餐的发展，针对孕妇的营养餐也慢慢涌现市场，可以针对孕妇身体情况做出合适孕妇的营养餐，既要符合孕妇的口味，也要满足营养需求。

三、孕妇摄影行业

随着生活水平的提高，越来越多的孕妈考虑精神追求，孕妇摄影市场需求量增大。孕妇照可以把孕妇的美丽表现得淋漓尽致，同时记录人生中比较重要的阶段，这种精神需求使得孕妇照形成了畅销行业。

四、孕妇瑜伽馆

孕妇妊娠期身材大变，科学地安排一些运动对母体和胎儿都有好处。有些瑜伽是为分娩做准备的，运动中与体内的胎儿对话可调节情绪，可作为孕期一项娱乐活动丰富生活。

五、胎教机构

孕妇的心理状态可以影响到胎儿的健康，因此对孕妇而言，需要良好的环境，尤其是欢悦的心情、文化的熏陶，以利胎儿的生长和发育。胎教是在妊娠期间给孕妇创造一个良好的心态和孕育环境，促使胎儿正常发育和优生。目前优生优育的观念越来越普及，未来胎教市场前景也会越来越广阔。

六、堕胎和小产后的养护机构

堕胎、小产对孕产妇的气血及脏器会有不同程度的损伤，同时造成生殖系统极易感染，出现阴道炎、宫颈炎、盆腔炎、附件炎等，比正常分娩对女性身体伤害更大。因此，专门的产后恢复和月子中心有专业的调理方案，已慢慢形成成熟的产业。

第三章 产褥期中医护理与创新创业 ▷▷▷▷

第一节 产褥期生理及中医护理

唐代著名医家孙思邈在《备急千金要方》中对产后护理等内容有精辟论述。中医对产褥期及产后的护理指导具有独特的作用。

产褥期是指分娩结束后，产妇逐渐恢复到孕前状态的过程。产褥期为 6 ~ 8 周，又称产后。产后 1 周称为新产后，产后 1 个月称为小满月，产后 100 天称为大满月。

一、产褥期生理特点

由于分娩的产程长、过度疲劳和产创出血等原因，产妇气血骤虚，因此新产后可出现畏寒怕冷、微热多汗等虚象；产后子宫缩复而有腹痛、排出余血浊液等瘀候，故产褥期的生理特点是多虚多瘀。

（一）一般生理

1. 生命体征

产褥期阴血骤虚，阳气易浮。因此在产后常有轻微发热、自汗等阴虚阳亢的症状。产后 3 ~ 4 天因乳房充盈、胀大，可出现发热，即泌乳热。

2. 饮食二便

产后因耗伤气血津液，精神疲乏，易致纳食不佳；产后因产动气、津液竭燥等原因，产后易见大便难、小便不利、小便淋痛等症状。

3. 情志

产后多虚，血不养心，心神失养。若过度忧愁思虑，损伤心脾，故产妇喜悲欲哭，情绪低落，失眠多梦，健忘；产后多瘀，瘀血停滞，上攻于心，或因情志所伤，肝气郁结，肝血不足，魂失潜藏，可见产妇产后郁郁寡欢、默默不语、失眠多梦、神志恍惚等表现。

（二）生殖系统

1. 恶露

产后自子宫排出的余血浊液称为恶露，包括血液、坏死蜕膜组织及宫颈黏液等。恶露一般持续 4 ～ 6 周，产后最初 3 ～ 4 日为暗红色血性恶露，量较多，称为红恶露；以后 7 ～ 10 天量由多变少，颜色逐渐变淡，称为浆液性恶露；产后 2 ～ 3 周左右，恶露呈白色黏稠状，称为白恶露。正常恶露有血腥味，但不臭。

2. 宫缩痛

产后胎儿、胞衣俱下，子宫由膨满顿呈空虚状态，加之子宫缩复排出瘀血浊液，气血变化急剧，可致血虚，冲任胞脉失于濡养，不荣则痛；或余血浊液胎膜残留，气血瘀滞，不通则痛。

3. 会阴

分娩后会阴部伤口一般在 3 ～ 5 日内可愈合。处女膜因分娩撕裂形成处女膜痕。

4. 排卵

"血者，由水谷精微化生，和调于五脏，洒陈于六腑，妇人则上为乳汁，下为月水"。故在哺乳期，气血上化为乳汁，一般无月经来潮。产褥期恢复排卵及月经复潮的时间与哺乳密切相关。未哺乳产妇一般产后 4 ～ 8 周可见月经复潮，多数前 2 次月经不排卵，通常产后 10 周可恢复排卵。哺乳产妇月经复潮多推迟，通常产后 4 ～ 6 月恢复排卵，产后较晚恢复月经者，首次月经复潮前可有排卵。

（三）乳房

产褥期乳房的变化是泌乳，精血津液充足，能化生足够的乳汁哺养婴儿。乳汁的分泌量除与乳腺的发育、婴儿的按时吸吮、产妇营养状态及饮食量等有关外，还与情志因素有密切关系。乳房、胸胁为肝经所布，若产后情志不畅，肝气不疏，可致乳脉闭塞，影响泌乳。

产褥期妇女的生理变化需要密切关注"三审"，即先审小腹痛与不痛，以辨有无恶露的停滞；次审大便通与不通，以验津液之盛衰；三审乳汁的行与不行，以及饮食之多少，以察胃气的强弱。

二、产褥期的中医护理

产后脏腑伤动，百节空虚，腠理不实，卫表不固，摄生稍有不慎易发生各种产后疾病。产褥期妇女易出现以下三个方面变化：一是失血过多，亡血伤津，虚阳浮越，或血虚火动；二是瘀血内阻，气机不利，血行不畅，或气机逆乱；三是外感六淫或饮食房劳所伤。

产褥期护理应根据产后多虚多瘀的特点，本着"勿拘于产后，亦勿忘于产后"的原则，结合身体变化进行辨证护理。产褥期主要以护理为主，治疗为辅，预防并发症，促进产妇恢复生理健康。

（一）一般护理

1. 环境

由于产后卫表不固，抵抗力下降，应避风寒，受风易遍身疼痛；温度不宜过高或过低，过高易中暑，过低易感冒。居室宜相对宽大，利于产妇活动。保证阳光充足、环境安静优雅、室内整洁、温度适宜、通风良好、空气清新。

2. 饮食

产后气血耗伤，故应加强营养。可选营养丰富而易消化的食物，忌食肥甘厚腻之品损伤脾胃。产后脾胃生化之精微除供应母体营养需要外，还有部分精微循胃经上行，生化为乳汁，哺育婴儿。产妇应吃营养丰富的食物，应多进食汤类食物，少食辛辣刺激、肥腻煎炒的食物。

3. 个人卫生

产后恶露未净时，血室已开，易受邪毒感染，故应注意伤口清洁。产后衣着应舒适、清洁、冷暖适宜，夏季注意凉爽，避免中暑；冬季注意保暖，预防感冒。哺乳时擦洗乳房，饭前、便后洗手，洗漱时用温水。保持外阴清洁、干燥，勤换内衣裤。产后 1 周内，由于褥汗较多，故应勤擦洗，勤换衣。

4. 二便

产妇容易发生便秘，应尽早预防。鼓励分娩后尽早下床活动，产后 2～3 天未解大便者，可考虑用肥皂水灌肠。若出现排尿困难，鼓励产妇坐起排尿，还可用热水熏洗外阴或温开水冲洗尿道口；放置热水袋于下腹部刺激膀胱收缩；听流水声使产妇产生尿意；灸三阴交、气海、关元等穴位；艾灸神阙至热气入腹；以食盐或十余根葱白置于神阙穴。

5. 休息及安全

产后多虚，不宜劳作，以免耗伤气血。保证充足睡眠，尽快恢复体力。产妇产后阴血不足，不可突然起立，以防发生晕厥。鼓励产妇尽早下床活动，以促进食欲，但应避免过早地负重劳动或蹲位活动，以免引起腰背和关节酸痛，甚至子宫脱垂、直肠和阴道壁膨出等疾病。

6. 情志

产后宜调畅情志，慎勿悲恐、抑郁太过。不良情志刺激易致气结血瘀、精神抑郁。家人应主动关心产妇，帮助解决实际问题，为产妇创造良好的休养环境，尽量营造良好的家庭氛围。减轻产妇产后压力，做好思想工作，积极预防产后抑郁症的发生。

7. 避孕

产褥期一般不易受孕，但不乏气血旺盛者有受孕可能，尤其是产后第一次排卵可能在月经来临之前，而且产后的第一次排卵有可能就在产后一两个月内发生，故产褥期同房须采取避孕措施。

8. 用药

产后应注意产后多虚多瘀的特点，谨慎用药，应注意三禁，即禁大汗以防亡阳，禁峻下以防亡阴，禁通利小便以防亡津液。由于多数药物可经母血渗入乳汁中，故哺乳期需谨慎用药。

（二）生殖系统护理

1. 子宫

用手按摩子宫底，使子宫收缩变硬，排出宫腔内瘀血。观察子宫复旧的情况。产后当日宫底在脐下 1～2 横指，宫底圆而硬，以后每天下降 1～2cm，至产后 10 天左右子宫降入骨盆腔内。子宫偏向一侧应考虑是否有膀胱充盈，子宫不能如期复原常提示异常，需及时处理。

（1）恶露　产褥期恶露排出，血室正开，胞脉空虚。故应密切观察恶露的量、色、质、气味，若恶露量多且以血性为主，颜色持续深红，提示有出血，考虑宫缩乏力或胎盘残留。检查胎膜完整性及有无软产道损伤、估算出血量。若子宫收缩乏力，子宫体大而软，应按摩子宫，还可将盐袋放在腹壁，促进子宫收缩。若恶露气味异常，提示有宫腔感染的可能，需用药控制感染。

（2）宫缩痛　随宫缩产次增加，疼痛愈明显，哺乳时疼痛加剧，多在产后 2～3 日内自然消失，多数能忍受，不需处理，严重者可适当给予药物干预。

2. 会阴

分娩后会阴部可能有切口或裂伤，因此必须做好会阴护理，及时修复产伤，预防感染。产后百日内，不宜交合，勿为房劳所伤。产褥期间，尤其是恶露尚未干净，会阴的损伤尚未完全愈合，容易导致感染，应待产后全面检查显示生殖器官已复原后，才恢复性生活。

（三）乳房护理

《胎产心法》记载："产妇冲任血旺，脾胃气壮则乳足。"哺乳期要使产妇保持精神愉悦、营养充足、乳房清洁、按需哺乳。纯母乳喂养 4～6 个月后，适当增加辅食。

1. 乳房清洁

分娩后第 1 次哺乳前应先用温热水洗净整个乳房。每次哺乳前，用干净的毛巾清洁乳头和乳晕，切忌用肥皂清洗。

2. 哺乳时间

正常分娩者，哺乳于产后半小时内开始，通过吸吮刺激乳汁分泌。按需哺乳，双侧乳房轮流哺乳。哺乳结束时，应将婴儿抱立并轻轻拍背 1～2 分钟。

3. 乳房胀痛

产后 3～4 天，许多产妇感觉到乳房肿胀和疼痛，这是乳汁开始分泌的正常现象。为有效处理乳房充盈的不适感，可时常排空乳汁，而最有效的办法就是让婴儿吸吮两侧乳房。哺乳前由乳房边缘向乳头中心按摩乳房，可促进乳腺管通畅。哺乳前热敷乳房，也可使乳腺管通畅。每次哺乳两侧乳房交替进行，并挤尽剩余乳汁，以促使乳汁分泌。

4. 乳汁不足

指导产妇及时哺乳并将乳汁吸净；注意休息睡眠；避免过度紧张和劳累造成的压力；调节饮食，多吃营养丰富的汤食。

5. 乳头凹陷

有些产妇的乳头凹陷，婴儿含住乳头会很困难，应指导产妇哺乳前使乳头突出，或者利用改变哺乳姿势和使用假乳套利于婴儿含住乳头，也可使用吸乳器利用负压使乳头突出。

6. 乳头皲裂

当发生乳头皲裂时，哺乳前湿热敷乳房的同时按摩乳房；用少量乳汁使乳晕变软而被婴儿含吮；先在损伤轻的一侧乳房哺乳；增加哺喂次数；哺乳后可将少量乳汁涂在乳头和乳晕上，短暂暴露并使乳头干燥，能起修复皮肤的作用。

7. 退乳

因病或其他原因不宜哺乳者应尽早退乳，常用非药物性的护理措施，如减少对乳房的刺激、减少饮入水分、炒麦芽（60g）水煎当茶饮等，都能有效减轻乳房的充盈和抑制泌乳。

第二节　产褥期常见病症护理

一、产后发热

案例导入

汪某，女，30岁，已婚。

主诉：产后1周，发热3天。

现病史：患者产后1周，不慎受寒，恶寒高热3天，连续3天口服退烧药加静脉滴注抗生素，仍高烧不退，体温39.5℃，鼻塞，流涕，面红赤，头痛无汗，骨节酸楚，咽痛，咳嗽咽痒，恶露未净量少，乳汁稀少，大便干结，舌红，苔薄黄腻，脉细浮。

查体：体温39.5℃，咽红、见多个滤泡。

问题：患者有何护理问题？应如何护理？

产后发热，即产褥热，主要是产褥期内（以产后24小时之后的10日内多见）出现发热持续不退，或突然高热寒战，或发热恶寒，或乍寒乍热，并伴有其他症状者，如疼痛、恶露异常、恶心、呕吐等。本病的邪毒感染型发热与西医学产褥感染可互参，因危及产妇生命，是产妇死亡的重要原因之一，发病率为1%～7.2%。

宋代《妇人大全良方》首见"产后发热"的病名，并明确产后发热多虚多瘀的发病机理及治疗原则，"当作热入血室治之"。明代《景岳全书·妇人规》、清代《医宗金鉴》对产后发热均有论述。1964年出版《中医妇科学》编入感染邪毒型，一直沿用至今。

【病因病机】

中医认为，产后发热多因外感、血虚、血瘀、感染邪毒等因素引发，其根本原因在于正虚邪凑。一般可分虚实两证：虚者多因产后阴血亏虚，气随血损，以致气血两虚。根据病因不同或气血两虚、外邪乘虚而入者，易感冒发热；或因接生不慎以致产道外伤，导致胞宫热毒；或由于产后恶露不尽，瘀血停滞于胞宫致瘀血发热。

1. 感染邪毒

产后血室正开，若接生不慎或护理不洁，邪毒乘虚侵犯胞宫，正邪交争而致发热；

2. 外感

产后气血骤虚，元气受损，腠理不密，外邪乘虚而入，营卫不和，可致发热；

3. 血瘀

产后恶露不畅，瘀血停滞，阻碍气机，营卫不通，郁而发热；

4. 血虚

产时、产后失血过多，阴血骤虚，以致阳浮于外而发热。

【常见证候】

1. 邪毒感染发热

高热寒战，小腹作痛，恶露量多或少，色紫暗，有臭味，烦躁口渴，小便黄少，大便燥结，面赤，舌质红，苔黄，脉数有力。

2. 外感发热

外感发热常见于产后受凉，恶寒发热，体温中度升高，无汗或少汗，肢体酸楚或有鼻塞流涕，舌红，苔薄白，脉浮。

3. 血瘀发热

血瘀发热常见于产后恶露较多者，恶露不畅，血色紫暗夹有瘀块，腹胀痛或刺痛阵作且拒按，发热夜重昼轻，手足心热，口干不欲饮，舌紫有瘀点，苔薄，脉涩。

4. 血虚发热

常见于产后出血过多，体温一般不超过38℃，动则汗出，不恶寒，面色少华，头昏目眩，心悸气短，活动尤甚，腹痛绵绵喜按喜暖，舌淡苔薄，脉虚细。

【护理要点】

1. 一般护理

（1）环境舒适安静，避免过多的干扰。尽量减少探视时间，尤其是呼吸道疾病患者不宜进入病室；室内保持通风，但需注意保暖，衣被适度，避免汗出当风；患者保持良好的心态及充分的休息。

（2）注意个人卫生。产后正气亏虚，易出汗是产后常见症状，要经常做皮肤清洁，勤换衣被，保持皮肤干爽状态。

（3）保持外阴的清洁是防治逆行感染的重要措施，经常以1∶5000高锰酸钾液或温水清洗外阴，能有效防止产道感染。若产后恶露较多则应取半卧位，以利恶露排出。

（4）饮食应以易消化及营养丰富的食物为主，多食用新鲜的蔬菜、水果。由于产后气血亏虚，脾之运化功能减弱，故不宜肥甘厚味及辛辣之品。

2.情志护理

采用鼓励支持、安慰性语言，消除不良情绪，改善心境，树立自信心，关心、爱护患者，细心观察，耐心解释，使其解除焦虑、紧张的情绪。

3.临证施护

（1）邪毒感染发热，予清热解毒汤剂。此型常见于会阴伤口感染、剖宫产术后切口感染等引发的产后发热。在护理患者过程中，应嘱患者多休息，取半卧位，可用1∶5000 高锰酸钾液清洗会阴伤口部位，保持患者身体卫生。

以清淡、易消化及营养丰富的食物为主，多食用新鲜的蔬菜、水果，可适当饮金银花、菊花茶。

（2）外感发热者，予益气解表。轻者可予生姜红糖汤以助汗出。

可用柴胡注射液进行穴位注射，常取曲池（双）、足三里（双），每穴注射0.5～1mL 药液，每4～6 小时 1 次，至大热消退为止，嘱患者适当饮水。

饮食宜清淡，发热期间给予流质或半流质饮食，如猪肉瘦肉汤，并给予充分营养及维生素，忌牛肉、狗肉、羊肉、鸡肉等油腻之品。

（3）血瘀发热者，予活血化瘀，和营退热。恶露不畅者加益母草；血瘀少腹者可予以艾灸或热敷治疗。

可适当进行促进气血运行的运动项目，持之以恒，如步行健身法、八段锦。锻炼强度视身体情况而定，不宜进行大强度、大负荷运动，以防发生意外。

饮食宜选用调畅气血之食物，如生山楂、玫瑰花、黑豆、油菜等，少食收涩、寒凉、冰冻之品，如乌梅、柿子、石榴、苦瓜、花生米，以及高脂肪、高胆固醇之品，如奶酪等。

（4）血虚发热者，予养阴清热，补气养血。

饮食以清淡为主，稍加滋补食物，如银耳、甲鱼、鸡汤等，忌辛辣、刺激食物，以防伤食发热。可食用归参炖母鸡，空腹食用，少量多餐。

二、产后身痛

📖 案例导入

韩某，女，26 岁，务农。

主诉：顺产后 1 月，全身关节疼痛。

现病史：患者 1 月前，孕足月顺利产下一名活婴，母乳喂养，因第一胎产程过长，失血颇多，且屈肢露体，风从外受，以致经络受阻，产后下肢麻木，全身骨节疼痛，两下肢拘急，屈伸不利，步履困难，恶露亦未全净，入睡困难，多梦，易醒，纳可，二便调，舌淡红，苔薄白，脉细软。

问题：患者有何护理问题？应如何护理？

产妇在产褥期内，出现肢体或关节酸楚、疼痛、麻木、重着者，称为产后身痛，又称产后遍身疼痛、产后关节痛、产后痹证、产后痛风，俗称"产后风"。本病多突发，常见于冬春季节分娩者。

西医学产褥期因风湿、类风湿引起的关节痛、产后坐骨神经痛、多发性肌炎、产后血栓性静脉炎出现类似症状者，可与本病互参。

【病因病机】

本病的发病机理，主要是产后营血亏虚，经脉失养或风寒湿邪乘虚而入，稽留关节、经络所致。产后身痛的发生，与产褥期的生理密切相关，产后气血虚弱，或产后发热后虚损未复，四肢百骸及经脉失养；或产后气血不足，元气亏损，风、寒、湿邪乘虚而入侵机体，使气血凝滞，经络阻滞或经络失养；或产时耗伤肾气皆可致产后身痛。常见病因有血虚、风寒、血瘀、肾虚。

1. 血虚

素体血虚，产时产后失血过多，或产后虚损未复，阴血亏虚，四肢百骸空虚，经脉关节失于濡养，致肢体酸楚、麻木、疼痛。

2. 风寒

产后百脉空虚，营卫失调，腠理不密，若起居不慎，风寒湿邪乘虚而入，稽留关节、肢体，使气血运行不畅，瘀阻经络而痛。此即《黄帝内经》所云："风寒湿三气杂至，合而为痹也。"

3. 血瘀

产后余血未净，留滞经脉，或因难产手术，伤气动血，或因感受寒热，寒凝或热灼致瘀，瘀阻经脉、关节，发为疼痛。

4. 肾虚

素体肾虚，复因产伤动肾气，耗伤精血，腰为肾之府，膝属肾，足跟为肾经所过，肾之精血亏虚，失于濡养，故腰膝疼痛、腿脚乏力或足跟痛。

【常见证候】

1. 血虚证

产后遍身关节酸楚、疼痛，肢体麻木，面色萎黄，头晕心悸，舌淡，苔薄，脉细弱。

2. 风寒证

产后肢体关节疼痛，屈伸不利，或痛无定处，或冷痛剧烈，宛如针刺，得热则舒，或关节肿胀、麻木、重着，伴恶寒怕风，舌淡，苔薄白，脉濡细。

3. 血瘀证

产后身痛，尤见下肢疼痛、麻木、僵硬、重着、肿胀明显，屈伸不利，小腿压痛，恶露量少，色紫暗夹血块，小腹疼痛，拒按，舌暗，苔白，脉弦涩。

4. 肾虚证

产后腰膝、足跟疼痛，难于俯仰，头晕耳鸣，夜尿多，舌淡暗，脉沉细弦。

【护理要点】

1. 一般护理

（1）居室安静整洁、光线充足，保持空气新鲜、温度适宜、被褥清洁松软。要慎起居，避风寒，注意保暖，避免直接吹风，以免风寒入侵，避免居住在寒冷潮湿的环境。夏季勿要贪凉，不宜睡竹席、竹床，空调温度不宜过低。

（2）注意个人卫生，出汗多时，应勤用温水擦身并及时更换衣被。保持外阴清洁，使用消毒会阴垫，勤换内裤，严防邪毒内侵。戒房事，忌盆浴。

（3）产后痛甚时，宜卧床休息，保证充足的睡眠。恢复期可下床活动，但宜量力而行，以免损伤筋骨导致肌体酸痛；加强营养，增强体质。

2. 情志护理

产妇产后身痛，易致身心疲惫，烦躁不安，甚或出现恐惧、焦虑心理。此时护理人员应与患者多接触、多交谈，为其讲解有关知识，做好耐心细致的解释工作，消除其紧张、焦虑的心理，使其保持乐观的情绪。在病情允许的情况下，适当进行户外活动，可做呼吸操、太极拳、八段锦等，以更好地恢复筋骨。保持情绪舒畅，避免七情刺激，防止五志化火。

3. 临证施护

（1）风寒湿痹者，予养血祛风，散寒除湿。

艾灸取穴：风邪甚者（关节游走疼痛），取风池、肩髃、环跳、风市、风门；寒邪

甚者 (痛剧，畏寒怯冷)，取关元、命门、肾俞。

饮食：生姜 20g，葱白 2～3 段，红糖适量。先将姜、葱煎熟，加入红糖，趁热服，每日 2 次。或母鸡 1 只，桑枝 30g，共炖，吃鸡喝汤。

（2）瘀血内阻者，予养血活血，化瘀祛湿。

艾灸取穴：取血海、膈俞、中极、归来、子宫，并配相应肢体穴。

饮食：当归 20g，桂枝 6g，猪胫骨 500g，盐适量，炖熟食用。

（3）气血虚弱者，予养血益气，温经通络。

艾灸取穴：取足三里、三阴交、关元、神阙、气海、中脘，并配相应肢体穴。饮食：羊肉 500g，切块，当归、生姜各 20g，切片，一同放入砂锅内，炖烂，分次服食。或红豆、大枣各适量，炖熟食用。

（4）肝肾虚弱，予补肾养血，强腰壮骨。

艾灸取穴：阴虚者取太溪、照海、太冲；阳虚者，取关元、气海、肾俞、命门。

饮食：防风 10～15g，葱白 2 根，粳米 50～100g，防风、葱白水煎，取汁去渣后加入粳米煮粥，炖熟食用。

三、产后汗证

📚 案例导入

王某，女，28 岁，教师。

主诉：产后汗出不止 20 天。

现病史：患者 20 天前产钳助产分娩 1 个男婴。产后汗出增多，略有活动汗出更甚，常湿透衣服，形寒身楚，痛苦难忍，伴胃纳不佳，神疲乏力，腰酸，舌质淡，舌苔薄白，脉细弱。

问题：患者有何护理问题？应如何护理？

产后汗证是妇科临床常见的病证之一，中医学将其归属于"虚汗"的范畴，分为产后自汗和产后盗汗。如产后出现汗出、持续不止者，称为产后自汗；若睡后汗出湿衣、醒来即止者，称为产后盗汗。相当于西医学的褥汗。自汗、盗汗均是以产褥期汗出过多、日久不止为特点，统称产后汗证。

早在《金匮要略》中记载："新产血虚，多汗出，喜中风，故令病痉。"仲景认为产后多汗出，不仅亡其津液，而且严重者可致阴损及阳，出现亡阴亡阳之危象。

【病因病机】

本病主要由于产妇在分娩时大量出汗、失血及产伤，使得产妇耗气失血，元气亏虚，阴血骤虚，气虚则导致卫阳不固，阳不敛阴，致使阴津妄泄，且阴虚则阳胜，逼迫津液外出，故汗出不止。

1. 气虚

产妇产后身体虚弱，又因产时耗血伤气，气虚益甚，卫阳不固，腠理不实，阳不敛阴，阴津外泄，乃致自汗不止。

2. 阴虚

营阴素亏，加之因产时失血伤津，阴血益虚，阴虚内热，寐时阳乘阴分，迫津外泄，致令盗汗。醒后阳气卫外，充腠理，实皮毛而汗自止。亦有因气随血伤，醒后卫阳仍不固且自汗不止者。

【常见证候】

本病以产后出汗量过多和持续时间长为特点。气虚自汗表现为白天出汗多，动则加剧；阴虚盗汗表现为睡中出汗，醒后停止。

1. 气虚自汗证

产后汗出过多，不能自止，动则加剧，时有恶风身冷，气短懒言，面色㿠白，倦怠乏力，舌质淡，苔薄白，脉细弱。

2. 阴虚盗汗证

产后睡中出汗，甚则湿透衣衫，醒后即止，面色潮红，头晕耳鸣，口燥咽干，渴不思饮，或五心烦热，腰膝酸软，舌质红，苔少，脉细数。

【护理要点】

1. 一般护理

（1）环境适宜　室温保持 26～28℃，常开窗通风换气。产妇外出时，增加挡风的衣服。

（2）适当补充水分和盐　出汗后水分和盐丢失很多，一定要及时补充，必要时还应补钙，以免造成体内脱水和电解质紊乱。不可因为害怕出汗多，而拒绝喝一些营养汤或粥，以免影响哺乳。

（3）保持清洁　保持自身衣物的洁净、被褥的干燥等，洗澡、洗头、刷牙，保持良好的个人卫生习惯，贴身衣物要勤换洗，避免细菌入侵体内。

（4）适度运动　产后因为身体虚弱，需要休息，有的产妇会一直躺在床上很少运动，可在室内慢走、做产后操等。适当的运动对恢复气血有很大的帮助，同时也能够不让身体变形，早日甩掉身上多余的赘肉。躺床上多时，气血运行就会变得缓慢，无法快速吸收营养，以致体质变差。

2. 情志护理

注意心理疏导，要鼓励患者放松心情，配合护理，注意休息，避免情绪刺激，以致肝火或湿热内盛，邪热郁蒸，津液外泄而致汗出增多。

3. 临证施护

（1）气虚自汗证，予益气固表，和营止汗。

注意衣物适当，出汗后及时更换；积极参加一些体育锻炼，如太极、气功，呼吸新鲜空气，增强体质和造血功能。通过轻松柔和的运动，可以使人的经络舒畅，新陈代谢旺盛，体质得以增强。

可进食羊肉、桂圆、山药、泥鳅等滋补气血之品，还可食用黄芪羊肉汤。

（2）阴虚盗汗证，予益气养阴，生津敛汗。

夜间入睡注意通风换气，但应避免感受风邪。

可进食养阴生津之品，如鲜藕、银耳、莲子、鸭肉、百合、甲鱼，忌食辛辣刺激之品。可食银耳红枣汤，具体做法：银耳 30g，红枣 20g，冰糖适量。

以上各证，均可配合以下护理方法．

耳穴压豆法：用耳穴探测仪寻找耳穴敏感点，定位在患者出现疼痛感的部位，稍用力按压探测仪使之留下压痕作为标记，然后将粘有王不留行籽的 0.5cm×0.5cm 胶布贴在选定的耳穴上，指导患者以拇指、食指置于耳郭的正面和背面进行对压，手法由轻到重，至局部出现沉、重、热、酸、痛或循经络放射传导等得气的感觉为宜，2～3 小时按压 1 次，每次每穴按压 30～60 秒，每 3 天更换王不留行籽 1 次，双耳交替贴压。贴压耳穴应注意防水，以免脱落；如出现胶布过敏，应及时取下；耳郭皮肤有炎症或冻伤者不宜采用此法。

脐部贴敷法：将研成粉末状的适当药物调入适量蜂蜜及鸡蛋清，制成饼状，放于患者脐部，再用医用胶布固定，维持 4～6 小时，每日 1 次，连续贴敷 10～14 天。

灸法：用艾炷温灸 5 分钟，每日 1 次，连续 10～14 天。气虚者取大椎、关元穴；阴虚者取阴郄、三阴交等穴。

四、产后缺乳

📚 案例导入

患者，女，22 岁，已婚。

主诉：顺产后 4 日，乳汁稀少。

现病史：患者于 4 天前顺产 1 个女婴，产后一直乳汁量少，乳汁清稀，乳房柔软，无胀满感，神倦食少，面色无华。产后无生气或抑郁史，无乳腺炎病史。舌淡，苔薄白，脉细弱。

辅助检查：乳腺彩超示：未见明显异常，血常规：肝功能正常。

问题：患者有何护理问题？应如何护理？

产后缺乳是产后哺乳期内，产妇乳汁甚少或全无为主要临床表现的一种病症。正常初乳呈淡黄色，质稠，产后 3 日内每次哺乳可吸出初乳 2 ～ 20mL。过渡乳和成熟乳呈白色。乳量是否充足主要评估两次喂奶之间婴儿是否满足、安静，以及婴儿尿布 24 小时湿 6 次以上、大便每日 3 ～ 5 次、体重增长理想等内容。

《诸病源候论》曰："妇人手太阳、少阴之脉，下为月水，上为乳汁……既产则水血俱下，津液暴竭，经血不足，故无乳汁也。"

【病因病机】

本病常由气血虚弱、肝郁气滞、痰湿阻滞所致。发病机制：①化源不足无乳可下。②瘀滞不行，乳不得下。③痰阻乳络，行乳无力。

1. 气血虚弱

素体气血虚弱，复因产时失血耗气，或脾胃虚弱，气血生化不足，以致气血虚弱，冲任气血不足，无以化乳，则产后乳汁甚少或全无。

2. 肝郁气滞

素性抑郁，或产后七情所伤，肝失条达，气血不畅，以致冲任二脉涩滞，阻碍乳汁运行，因而缺乳。

3. 痰湿阻滞

脾虚生痰，痰阻乳络，脾虚气弱，行乳无力，故乳汁甚少或无乳可下。

【常见证候】

首先了解患者有无产时失血过多、产后情志不遂，询问孕妇平素体质情况及有无贫血史。

1. 气血虚弱证

乳汁化源不足，无乳可下故产后乳汁甚少或全无，乳房柔软无胀感，乳汁稀薄面色无华，神疲乏力，舌淡，苔薄白，脉细弱。

2. 肝郁气滞证

肝气郁结，气机不畅，乳络受阻，则产后乳汁少或无，乳房疼痛、胀硬，乳汁稠，胸胁胀满，情志郁闷，食欲差，舌质淡红，苔薄黄，脉弦或脉滑。

3. 痰湿阻滞证

脾虚生痰，痰阻乳络，脾虚气弱，行乳无力，故乳汁甚少或无乳可下，乳房肥大或下垂不胀满，乳汁稀或食多乳少，形体肥胖，胸闷痰多，大便溏，舌淡胖，苔腻，脉沉细。

【护理要点】

1. 一般护理

（1）创造良好的休养环境　为产妇提供一个舒适的环境，帮助婴儿尽早吸吮乳头，树立母乳喂养的信心。产后 3 日内，主动为产妇及婴儿提供日常生活护理，以避免产妇劳累。

（2）休息　充足的休息对保证乳汁分泌十分重要，嘱咐产妇与婴儿同步休息。

（3）营养　泌乳及新生儿生长发育需要的营养物质是通过产妇的饮食摄入来保证的，因此产妇在产褥期及哺乳期所需的营养较未孕时高。产妇营养供给原则：①热量：每日应多摄取 2100kJ，但总量控制为 8370～9620kJ/d。②蛋白质：每日蛋白质摄入量 20g。③脂肪：控制食物中总脂肪的摄入量，保持脂肪提供的热量不超过总热量的 25%，每日胆固醇的摄入量应低于 300mg。④无机盐类：补充足够的钙、铁、硒、碘等必需的无机盐。⑤饮食中应有足够的蔬菜、水果及谷物。⑥锻炼：产妇营养过剩可造成产后肥胖，配合适当的锻炼以维持合理的体重。

2. 情志护理

向产妇宣传母乳喂养、新生儿护理常识，指导产妇掌握母乳喂养技巧、注意事项，帮助母亲树立母乳喂养的信心。尽量使心境保持平和，则肝气条达，疏泄有度，可致乳汁畅行。

3.临证施护

（1）气血虚弱者，予补气养血。饮食宜清淡易消化，补充足量的水分，多食富有营养的汤汁以开乳源，如鲫鱼汤、猪蹄通草汤等，忌食酸涩、辛辣、油炸、肥甘厚味及生冷黏腻之品。对于纳差的产妇可根据个人口味适当变化品种，增加食物的色、香、味，避免饮食单一乏味。适当吃助消化的食物，以促进食欲，如山楂等。气血虚弱者多补充富含蛋白质的食物和新鲜蔬菜。食疗方有酒酿鸡蛋、花生黄豆炖猪蹄等。另可自制药膳催乳汤，具体做法：猪蹄2只，炙黄芪30g，人参3g，麦冬15g，当归15g，炖至蹄烂汤浓，产妇喝汤食蹄，每日2次，服至乳汁量正常。

（2）肝郁气滞者，用疏肝解郁、通络下乳之汤剂，若乳房胀痛甚者，可用橘络、丝瓜络、香附等泡水或煎服饮用。

饮食宜多食行气解郁之品，如玫瑰花、月季花、丝瓜、佛手、合欢花、萝卜，忌辛辣刺激，以免助热化火。另可自制药膳催乳汤，具体做法：活鲫鱼100g或猪蹄2只，当归、柴胡、川芎各9g，共同炖至汤浓，产妇喝汤食鱼或肉，每日2次，服至乳汁量正常。

（3）痰湿阻滞者，予健脾化痰通乳。

饮食宜多食健脾利湿化痰之品，如大枣、扁豆、薏苡仁、赤小豆、山药等，食疗方有薏苡仁扁豆粥。

以上各证，均可配合以下护理方法。

手法按摩：左乳顺时针、右乳逆时针各按摩20～30次，以局部有热感为宜；掌心固定乳头，轻柔地做顺时针和逆时针按摩20～30次；拇指按压中脘穴3分钟，每日2次。

耳穴压豆：产妇分娩后，根据耳穴分布，取内分泌、胸、脾穴，常规消毒，用耳穴探测仪寻找耳穴敏感点，定位在患者出现疼痛感的部位，稍用力按压探测仪使之留下压痕作为标记，然后将粘有王不留行籽的0.5cm×0.5cm胶布贴在选定的耳穴上，指导患者以拇指、食指置于耳郭的正面和背面进行对压，手法由轻到重，至局部出现沉、重、热、酸、痛或循经络放射传导等得气的感觉为宜。2～3小时按压1次，每次每穴按压30～60秒，每3～5天更换王不留行籽1次，双耳交替贴压。贴压耳穴应注意防水，以免脱落；如出现胶布过敏，应及时取下；耳郭皮肤有炎症或冻伤者不宜采用此法。

乳房疼痛者，可使用芒硝敷之以清热消肿；或遵医嘱服用散结通乳的中药；还可用食指按压乳晕，中指和无名指在乳房硬结处顺乳管方向从乳根向乳头进行推拿按摩4～5次，反复多次按摩。如乳房胀痛伴有硬块，可用热毛巾热敷，亦可柔和的按摩，尽可能吸空乳房，直至硬结消失，乳汁排出，乳房柔软。

五、产后情志异常

📚 案例导入

李者，女，31岁，已婚。

主诉：剖宫产后25天，抑郁少言15天。

现病史：患者25天前因"孕38+5周，胎心异常半天"剖宫产下一女，母女均安，但因疑心公婆不喜欢孙女，且产后丈夫因公出差一周，15天前其丈夫发现患者情绪日益低落，少言寡语，独自流泪，时而烦躁易怒，现乳汁明显减少，恶露色暗量少未净，胃纳欠佳，二便尚调，夜寐欠安，体温正常，舌暗，苔薄白，脉细。体格检查未见明显异常。

辅助检查：血常规及颅脑磁共振未见明显异常。

问：此为何护理问题？需如何护理？

产妇在产褥期出现精神抑郁、沉默寡言、情绪低落、心烦不安、失眠多梦、神志错乱、狂言妄语等，称为产后情志异常，通常在产后2周出现症状。

《妇人大全良方》记载产后癫狂、产后狂言谵语如有神灵、产后不语、产后乍见鬼神等内容，为后世奠定了基础。

西医学的产褥期抑郁症，可参照本病辨证护理。此病临床诊断困难，早期发现、及时诊断很有帮助。爱丁堡产后抑郁量表是应用广泛的自评量表，包括10项内容、4级评分，最佳筛查时间在产后2～6周，当产妇总分≥13时需要进一步确诊（表3-1）。

表3-1　产后抑郁量表

序号	测评项目及评分标准			
	在过去的7日			
1	我能够笑并观看事物有趣的方面			
	同以前一样	0分	没有以前那么多	1分
	肯定比以前少	2分	完全不能	3分
2	我欣然期待未来的一切			
	同以前一样	0分	没有以前那么多	1分
	肯定比以前少	2分	完全不能	3分

序号	测评项目及评分标准				
	在过去的 7 日				
3	当事情做错，我多会责备自己				
	是，大多时间如此	3分	是，有时如此		2分
	并不经常	1分	不，永远不		0分
4	没有充分的原因我会焦虑或苦恼				
	不，总不	0分	极难得		1分
	是，有时	2分	是，非常多		3分
5	没有充分理由我感到惊吓或恐慌				
	是，相当多	3分	是，有时		2分
	不，不多	1分	不，总不		0分
6	很多事情冲我来，使我透不过气				
	是，大多数情况下我全然不能应付	3分	是，有时我不能像平时那样应付		2分
	不，大多数时间我应付的相当好	1分	我应付与过去一样好		0分
7	我难以入睡，很不愉快				
	是，大多数时间如此	3分	是，相当经常		2分
	并不经常	1分	不，全然不		0分
8	我感到悲伤或痛苦				
	是，大多数时间如此	3分	是，相当经常		2分
	并不经常	1分	不，根本不		0分
9	我很不愉快，我哭泣				
	是，大多数时间	3分	是，相当常见		2分
	偶然有	1分	不，根本不		0分
10	出现自伤想法				
	是相当经常	3分	有时		2分
	极难得	1分	永不		0分

【病因病机】

本病主要发病机制为产后多虚，心血不足，心神失养；或情志所伤，肝气郁结，肝血不足，魂失潜藏；或产后多瘀，瘀血停滞，上攻于心。

1. 心血不足

素体血虚，或产后失血过多，或产后思虑太过，所思不遂，心血暗耗，血不养心，心神失养，故致产后情志异常。

2. 肝气郁结

素性忧郁，胆怯心虚，气机不畅，因产后情志所伤或突受惊恐，加之产后血虚，肝血不足，肝不藏魂，魂不守舍，而致产后情志异常。

3. 血瘀

产后元气亏虚，因劳倦耗气，气虚无力运血，血滞成瘀，或产时、产后感寒，寒凝血瘀，或产后胞宫瘀血停滞，败血上攻，扰乱心神，神明失常，而致产后情志异常。

【常见证候】

1. 心血不足

产后精神抑郁，沉默寡言，情绪低落，悲伤欲哭，心神不宁，失眠多梦，健忘心悸，恶露量多，神疲乏力，面色苍白或萎黄，舌质淡，苔薄白，脉细弱。

2. 肝气郁结

产后心烦易怒，心神不安，夜不入寐，或噩梦纷纭，惊恐易醒，恶露量或多或少，色紫暗，有血块，乳房胀痛，善太息，舌淡红，苔薄白，脉弦或脉细。

3. 血瘀

产后郁郁寡欢，默默不语，神思恍惚，失眠多梦，或神志错乱，狂言妄语，如见鬼神，喜怒无常，哭笑不休，恶露不下，或下而不畅，色紫暗，有血块，小腹疼痛，拒按，面色晦暗，舌质紫暗、有瘀斑，苔白，脉弦或涩。

【护理要点】

1. 一般护理

（1）睡眠护理　产后抑郁患者往往与居住环境、失眠、早醒及各种原因引起的痛苦有关。严重失眠、早醒会影响患者的生活质量，加重病情的发展。要随时评估患者的睡眠情况，并了解失眠、早醒的原因。若因环境改变或一时间的苦恼而造成的失眠，可通过与患者交谈，缓解其心理不适感，不需用药。其他原因引起的失眠，应针对原因给予相应措施进行干预，以增进患者的睡眠时间和质量。

（2）安全护理　为产后抑郁患者提供舒适、安静、安全的环境，不可出现刀、绳、玻璃等物品。避免外界对患者的不良刺激与影响，限制其与抑郁患者接触。

2. 情志护理

（1）为了预防产后抑郁的发生，护理人员在女性怀孕期间，要对其进行心理护理，具体的护理方法是：①加强对孕妇进行孕期宣教，向其讲解可对分娩产生不良影响的心理因素，使其了解整个妊娠和分娩的过程，以减轻紧张、焦虑和恐惧感。②向孕妇讲解产褥期母婴的生理特点，教会其如何护理婴儿，如何运用母亲的角色来爱护、关心婴儿，使其尽快适应母亲的角色。③注意观察产妇情绪的变化。对出现不良情绪的产妇要及时进行心理疏导和安慰，使产妇保持愉快的心情，消除不良的情绪。如患者情志异常，医护人员需做到倾听产妇倾诉。

（2）产妇在分娩时会消耗大量的体力和精力。因此，护理人员要嘱咐患者的家属对其进行合理的家庭护理，方法是：①为产妇创造良好舒适的居住环境，使产妇保证充足的睡眠时间。②多与产妇进行情感方面的交流，保持家庭内部的和谐。③丈夫要关心、体贴、理解产妇，并多照顾孩子、做家务等。④指导丈夫及其他家庭成员加倍关心产妇，鼓励产妇表达自己的心情。

3. 临证施护

（1）气血不足证，予健脾益气，养心安神。

产妇多食补气养血之品，如枸杞子、红枣、阿胶、山药、花生、猪肝、桂圆等。

（2）血瘀证，予活血逐瘀，镇静安神。

产妇多食活血之品，如红糖、藕、赤豆、酒糟冲蛋等。

（3）肝气郁结证，予疏肝解郁、镇静安神。

产妇多饮玫瑰、薄荷茶，多食百合、莲子、黑芝麻等。

以上各证，均可配合耳穴压豆法。取心、神门、内分泌、子宫等，每 4 小时按压 1 次，每次按压 30 ～ 60 秒，刺激强度以微微疼痛为度。贴压耳穴应注意防水，以免脱落；如出现胶布过敏，应及时取下；耳郭皮肤有炎症或冻伤者不宜采用此法。

第三节　产褥期中医护理与创新创业

产后女性处于一个较为虚弱的状态，需在产褥期进行适当的护理，以期使产妇尽快恢复健康及孕前的体形。产褥期需根据产妇体质的不同予以不同的护理。

目前，我国每年新增的产妇，是一个潜在的护理消费市场，尤其是全面开放三胎政策以后，爆发我国人口出生率的小高峰，产后女性数量明显上升。其中"90 后"一代，对于个人形象以及生活质量要求更高，更加具有开放的事业和时尚的健康生活观念。与此同时，产后女性不同程度面临孕产问题的困扰。随着"85 后""90 后"女性成为生育中坚力量，区别于上一辈，她们对产后恢复的意识和需求不断增大，这是一个产后恢复刚需市场。但是产后诸多问题，比如产后身痛、产后恶露不尽、产后发热、产后缺乳、产后乳汁不通、产后妊娠纹、产后身材走样、乳房变样、皮肤松弛等，无一不在烦恼着很多爱美女性。目前能够调理产后常见问题的服务机构有养生馆、中医馆、产后恢复中心、美容院等机构。

一、产褥期照护

产妇因为身体虚弱，不能很好地照顾自己及新生儿，因此有"坐月子"的习惯。随着传统观念的转变及经济水平的提高，加上母婴护理师（月嫂）、月子中心的出现，使得产妇有更多的选择机会。专业的月嫂护理或月子中心护理更加科学，能减轻一定的家务负担。

（一）母婴护理师

大部分产妇生产后选择在家里坐月子，家庭护理显得尤为重要。月嫂是母婴护理师的俗称，主要是专业护理产妇及新生儿，服务的内容以月子护理为主，同时照护新生儿的生活起居。

（二）月子中心

月子中心作为一个新兴产业，发展时间较短，市场容量还未完全释放，针对经济条件较好、消费理念超前的消费群体。随着需求的不断增加，未来发展潜力巨大，市场空间广阔。

二、产褥期饮食（月子餐）

月子餐是产褥期饮食的俗称。随着三胎政策的放宽，为满足不同层次产妇的饮食需求，月子餐备受瞩目。月子餐是指产妇坐月子时所食餐品，分为普通饮食和中医药膳类。

选择月子中心的产妇，除了希望有专业团队解决新生儿相关的问题外，还可以避免因孩子的诞生而让家里人过度劳累。但部分月子中心为保证经济效益，对每位产妇的膳食菜单基本一样，没有个体化的月子餐。其实每个产妇体质不同、口味偏好也不同，按照中医辨证施护的要求，需要进行个性化月子餐调理。因此，我国的月子餐市场还有很大的发展潜力。

三、产后恢复中心

女性在生产后，常常会出现体质虚弱、骨盆变形、乳房胀痛、乳汁不通、产后肥胖等问题，可以通过专业的恢复和保养予以解决。

产后恢复是指女性在生产后，常常会因为身体过于虚弱无法进行自我修复而需要一定的人为恢复和保养。产后恢复是近年来新兴的一个行业，发展得较为迅猛。但是，国内专业的产后恢复机构少之又少，人才屈指可数，市场缺口巨大，远远不能满足日益增长的市场需求。因此，市场急需品质专业、定位专业的产后恢复机构及人才。

（一）产后缺乳及乳汁不通

母乳是婴儿成长富有营养的食物，但是产妇们往往因为缺乏对母乳喂养的科学认知，或存在宝宝拒绝吸吮或吸吮时感到疼痛、体力不足、乳头皲裂、乳房肿胀疼痛、上班不便等因素，导致不能坚持母乳喂养。产后缺乳及乳汁不通可以请专业的催乳师帮助产妇泌乳。

（二）产后身痛

产后恢复机构对于产后身痛的调理，一般会根据产妇的体质制定相应的调理方案，如药浴、刮痧等。产后恢复机构众多，产后恢复需求也较大，因此对产后恢复师的需求量也非常大。

（三）产后调畅情志

产后抑郁症容易被忽视或误诊，少数产妇在婴儿出生后短时间内因情绪管理障碍寻求专业的帮助，及时去医院就诊。

调节产后抑郁症的办法之一就是进行心理疏导，目前有很多的心理咨询机构，可以较好地为产妇提供心理咨询服务。产妇可以对外倾诉不良情绪，有效降低患抑郁症的概率。

第四章 新生儿中医护理与创新创业 ▷▷▷▷

小儿初生，乍离母腹，如嫩草之芽，娇嫩无比，气血未充，脏腑柔弱，胃气始生，所处环境发生根本性变化，其适应及调节能力不足，抵抗力弱，全赖悉心调护。若稍有疏忽，极易患病。

第一节　新生儿照护

随着医学的发展，新生儿发病率和死亡率已明显下降，但仍显著高于其他时期的小儿。新生儿发病容易、易虚易实、易寒易热的特点尤为突出。因此，须重视新生儿保健。

一、新生儿生理特点

（一）概念

新生儿指从脐带结扎到生后 28 天内的婴儿。

胎龄（GA）是从孕母本次孕前的末次月经第 1 天起到分娩时为止，通常以周表示。临床上通过胎龄的长短来判断胎儿的成熟程度。足月儿：37 周 ≤ GA < 42 周的新生儿；早产儿：GA < 37 周的新生儿；过期产儿：GA ≥ 42 周的新生儿。新生儿正常的出生体重（BW）为 2500 ～ 4000g。

胎龄过长及出生体重过重对胎儿及孕母都是不利的。正常足月儿是指出生时 37 周 ≤ GA < 42、2500 ≤ BW < 4000g、无畸形或疾病的活产婴儿。

（二）新生儿常见的原始生理反射

新生儿存在以下常见的原始的生理反射。

觅食反射：用手指触摸新生儿口角周围皮肤，头部转向刺激侧并张口将手指含入。

吸吮反射：将乳头或奶嘴放入新生儿口内，出现有力的吸吮动作。

握持反射：将物品或手指放入新生儿手心中，立即将其握紧。

拥抱反射：新生儿仰卧位，检查者拍打床面后新生儿双臂伸直外展，双手张开，然后上肢屈曲内收，双手握拳呈拥抱状。

上述反射生后数月自然消失，如新生儿期这些反射减弱或消失常提示有神经系统疾病。

（三）新生儿常见的生理状态

生理性黄疸：黄疸的发生，是由于各种原因导致的胆红素蓄积而引起皮肤、巩膜的黄染。由于新生儿胆红素特有的代谢特点，造成其易于胆红素蓄积，故而50%～60%的足月儿和80%的早产儿会出现生理性黄疸。

"马牙"和"螳螂嘴"：在口腔上腭中线和齿龈部位，有黄白色米粒大小的小颗粒，是由上皮细胞堆积和黏液腺分泌物积留形成，俗称"马牙"，数周后可自然消退；"螳螂嘴"是指新生儿两侧颊部各有一隆起的脂肪垫，有利于吸吮乳汁。两者均属正常现象，不可挑破，以免发生感染。

乳腺肿大和假月经：男女新生儿生后4～7天均可有乳腺增大，如蚕豆或核桃大小，2～3周消退，切忌挤压，以免感染；部分女婴生后5～7天，阴道流出少许血性分泌物，或大量非脓性分泌物，可持续一周。上述现象均由于来自母体的雌激素中断所致。

新生儿红斑及粟粒疹：生后1～2天，在头部、躯干及四肢常出现大小不等的多形性斑丘疹，称为新生儿红斑，1～2天后自然消失；因皮脂腺堆积在鼻尖、鼻翼、颜面部形成的黄白色皮疹，称为新生儿粟粒疹，几天后自然消失。

（四）护理保健措施

1.保温

新生儿生后应注意保温，室温24～26℃、空气湿度50%～60%最为适宜。衣服宜宽大、质软，不用纽扣。选用柔软、吸水性强的尿布。如体温升高，可打开包被散热，并补充水分，体温则可下降，一般不用退热药，必要时医院就诊。

2.喂养

足月儿生后半小时即可喂母乳，以促进乳汁分泌，提倡按需哺乳。喂奶前应清洗乳头，喂完奶后将婴儿竖立抱起，轻拍背部，以排出咽下的空气，防止溢奶。奶量以喂后安静、不吐、无腹胀为标准。

配方乳可每3小时喂1次，每日7～8次。

足月儿生后2周开始可给予维生素D每日400IU，直至2周岁，以预防维生素D

缺乏性佝偻病的发生。

3. 呼吸管理

保持呼吸道通畅，生后数小时内让婴儿侧卧位，有助于使存留呼吸道内的黏液自然流出，之后再自然仰卧，应避免颈部弯曲造成的呼吸道梗阻。

切忌给早产儿常规吸氧，因为吸入高浓度氧或吸氧时间过长可引起早产儿视网膜病变和慢性肺部疾病。如因疾病必须吸氧，也应及时筛查视网膜病变以早期治疗，防止不可逆病变的发生。

4. 预防感染

新生儿护理应注意无菌操作，接触新生儿前应洗手。

（1）保持脐带残端清洁和干燥：每日可用碘伏棉签擦拭脐带残端和脐窝部。

（2）保持皮肤清洁，勤洗澡，用温水清洗头、面、臀及会阴部。清洗后，皮肤皱褶处，如颈部、腋窝、腹股沟处涂抹少许痱子粉，以保持干燥。

（3）尿布应及时更换，防止尿布疹的发生。

二、新生儿洗浴及抚触

新生儿皮肤娇嫩，要谨慎保护，否则易于感染。初生洗浴不仅可以清洁皮肤，去除污垢，开泄腠理，而且能够令儿体滑舒畅，血脉通流，很少长病。新生儿皮肤表面附有一层厚薄不匀的胎脂，这对皮肤有一定的保护作用，但保留过久，可刺激皮肤引发炎症，所以婴儿出生后即可洗浴。洗浴时将新生儿托于左手前臂，右手持软毛巾，蘸水后轻轻擦拭体表，动作应轻柔，注意防寒保暖。勿将新生儿置于水中，以免浸湿脐部。洗后将全身擦干，在皮肤表面涂以少量润肤乳。

抚触是通过对新生儿全身皮肤、肌肉进行轻柔爱抚与温和按摩的方法，是一种简便易行、安全有效的护理方法。抚触可促进血液循环、改善消化功能、有利于肌肉的放松与活动，给新生儿愉快的刺激，减弱应激反应，提高抗病能力，促进身心发展。

三、新生儿居室环境及衣服

居室环境：居室应阳光充足，空气新鲜，室温以 $24 \sim 26\,℃$ 为宜，湿度应维持在 $50\% \sim 60\%$。衣着方面：新生儿调节寒热的功能不健全，应根据季节、气温的变化及时增减衣服。衣服质地以轻柔、宽松、活动自如为原则。

第二节　新生儿常见病症护理

新生儿对外界的适应能力和御邪能力较弱，加上胎内、分娩及生后护理不当等原因，产伤、窒息、脐炎等尤为常见，因此应当高度重视新生儿的病症护理。

一、脐炎

📚 案例导入

孙某，男，1 月龄。

主诉：脐部红肿流脓 2 天。

现病史：患儿 2 天前无明显诱因出现脐部红肿，伴有少量脓液。诊查：患儿脐带尚未脱落，脐轮红肿，脐窝脓性泌物渗出，时时啼哭，唇色淡红，舌苔薄白，指纹淡红。

血常规：白细胞计数 13.45×10^9/L，中性粒细胞百分率 69.7%，C 反应蛋白 25mg/L。

问题：患儿的护理问题有哪些？应如何护理？

新生儿脐炎又称脐湿、脐疮，是由于初生儿脐部护理不当，风湿诸邪乘虚入侵，郁结脐部，化热成脓生疮。若疮疡经久不愈，可引起其他变证。

胎儿出生后，医务人员会将脐带结扎、切断。断脐后，脐带残端逐渐干枯变细，而成为黑色。脐带一般在 3 ～ 7 天脱落，脱落前很容易感染而发生脐炎。

【病因病机】

水湿、风冷之邪，壅聚搏结，久浸脐部，可致脐湿。若脐湿未愈，湿蕴化热，复感外邪，郁结脐部，风湿相搏，侵蚀肌肤，化热生脓，而成脐疮。本病病位在脐，严重时可影响心、肝。

新生儿脐炎是一种以邪实为主的病证。临床主要根据脐部的红肿、渗出程度，辨别疾病的轻重。轻者为脐湿，脐肿不甚，仅有少量水液渗出；重者为脐疮，脐轮红肿化脓，并向周围扩散。

【常见证候】

1. 脐湿

脐带脱落后脐窝湿润，浸渍不干，脐部微红肿，精神好，纳乳可，无发热，舌淡红，苔薄白，指纹淡红。

2. 脐疮

脐部红、肿、热、痛，甚则糜烂流脓，啼哭烦躁，发热，口干，唇红，舌质红，指纹紫。

【护理要点】

1. 一般护理

（1）预防脐部感染　每天洗澡1次，保证新生儿清洁，洗澡时室温28～30℃，水温38～40℃，预防受凉，避免污水污染脐部。洗澡后用无菌棉签擦干脐部后再用2%碘伏消毒脐部及脐周。勤换尿布，勿使尿布遮盖脐部以免脐部受尿液污染，并指导家长不要对新生儿穿、包过多的衣物，使新生儿出汗过多也易滋生细菌导致脐炎。

（2）坚持母乳喂养　向母亲及家属宣传母乳喂养的好处，新生儿出生后早吸吮促进乳汁的分泌，母乳能够增强新生儿的抵抗力。

2. 辨证施护

（1）脐湿　脐湿可用龙骨散或云南白药，用法：脐部消毒，涂上此药，每日2次。

（2）脐疮　脐疮可用小儿化毒散，每服0.3～0.5g，每日2次；马齿苋，每日5g，水煎服，分3～4次服。

二、新生儿红臀

案例导入

李某，男，8月龄。

主诉：臀部泛红出疹2周。

现病史：患儿2周前无明显诱因出现臀部及大腿后侧泛红，有少量皮疹，无渗出，纳乳可，睡眠较差。

辅助检查：尿常规、大便常规及血常规未见异常。

问题：患儿的护理问题是什么？应如何护理？

新生儿红臀又称新生儿尿布皮炎或尿布疹，是指臀部皮肤出现红色斑丘疹，严重者可波及会阴部、大腿内侧及腹壁等处。轻者皮肤潮红，严重者可出现糜烂甚至溃疡的局部性皮炎。新生儿红臀是一种常见的疾病，能影响患儿的情绪，重则继发感染；但只要尽早采取正确的护理措施，使用适宜的方法，就能取得很好的疗效。

【病因病机】

新生儿红臀的发生与臀部特点有关。新生儿臀部的皮肤十分薄弱和娇嫩，如果尿布没有及时更换，或所使用的尿布透气性差，致湿热蕴积，侵蚀肌肤，形成臀部皮肤潮红、红色斑丘疹。

【常见证候】

臀部皮肤出现红色斑丘疹，呈点状或片状分布，严重者可出现糜烂甚至溃疡。

新生儿红臀临床表现分为轻度和重度，轻度是指新生儿皮肤潮红；重度又可根据皮肤损伤程度分为：①Ⅰ度：局部皮肤潮红且伴随有皮疹；②Ⅱ度：皮疹发生溃破且开始脱皮；③Ⅲ度：局部皮肤呈现大片糜烂，表皮开始发生脱落，伴随继发感染。

【护理要点】

1. 一般护理

保持新生儿皮肤的干燥和清洁，选用温和无刺激的肥皂或淋浴液，淋浴后可局部涂抹润肤膏或者爽身粉等；新生儿大便后使用温水对新生儿臀部进行清洁，将尿液和粪便的残留物彻底清洁，减少刺激源。清洗时动作要轻柔，不可用力擦拭；确保新生儿的床铺的干燥和舒适度，保持床铺平整，无硬物和碎屑。对脏、湿衣物做到及时更换，给新生儿穿戴柔软纯棉布料的衣物，避免衣服对婴儿皮肤产生强烈刺激。除此之外，还要经常对新生儿进行翻身和定时更换新生儿体位，保持体位的舒适性，减少新生儿臀部局部受到压迫，促进血液循环的改善。必要时擦拭炉甘石洗剂，外用药膏消毒。

2. 中医护理方法

紫草油：紫草 25g，芝麻油 250g，将紫草放入芝麻油里浸泡 10 分钟，用微波炉加热 2～3 分钟，过滤，取油，装入消毒瓶中备用。使用时，先用温开水清洗红臀部位，晾干，后用棉签蘸药涂于患处，轻者 2～3 次 / 日，重者 3～4 次 / 日，疗程 5 日。

三、胎黄

案例导入

李某，男，出生6天。

主诉：颜面、躯干、巩膜黄染3天。

现病史：3天前发现巩膜黄染，颜面、躯干也逐渐出现黄染，无发热，无咳嗽，无呕吐，无抽搐，尿便颜色较深，食欲尚好。母亲孕期健康，未服过任何药物。出生体重3.5kg，阿氏（Apgar）评分9分。父母身体健康，家族中无肝炎、结核及黄疸病例。

问题：患儿的护理问题是什么？应如何护理？

胎黄是指新生儿目黄、肤黄、小便黄。《素问·平人气象论》曰："溺黄赤，安卧者，黄疸……目黄者曰黄疸。"《景岳全书·黄疸》提出了"胎黄"的病名，认为胆伤则胆气败，而胆液泄，故为此证。

足月儿生理性黄疸多在出生后2~3日出现，4~6日达高峰，10~14日后消失，黄疸程度轻重不一，轻者仅限于面颈部，重者可延及躯干四肢和巩膜，粪便色黄，尿色不黄，一般无症状，也可有轻度嗜睡或食欲缺乏。

【病因病机】

胎黄的病变脏腑在肝胆、脾胃。其发病机理主要为脾胃湿热、寒湿内蕴，肝失疏泄，胆汁外溢而致发黄，久则气滞瘀积。

形成胎黄的病因很多，主要为胎禀湿蕴，由于孕母素有湿盛或内蕴湿热之毒，遗于胎儿，或因胎产之时、出生之后，婴儿感受湿热邪毒所致。若孕母体弱多病，气血素亏，可致胎儿先天禀赋不足，脾阳虚弱，湿浊内生；或生后为湿邪所侵，湿从寒化，寒湿阻滞。

新生儿禀赋不足，脉络阻滞，或湿热蕴结肝经日久，气血郁阻，均可以形成本病。

此外，尚有因先天缺陷、胆道不通、胆液不能疏泄、横溢肌肤而发黄。

【常见证候】

1. 湿热郁蒸

面目皮肤发黄，色泽鲜明如橘，哭声响亮，不欲吮乳，口渴唇干，或有发热，大便秘结，小便深黄，舌质红，苔黄腻。

2. 寒温阻滞

面目皮肤发黄，色泽晦暗，持久不退，精神萎靡，四肢欠温，纳呆，大便溏薄、色灰白，小便短少，舌质淡，苔白腻。

3. 气滞瘀积

面目皮肤发黄，颜色逐渐加深，晦暗无华，右胁下痞块质硬，肚腹膨胀，青筋显露，或见瘀斑、衄血，唇色暗红，舌见瘀点，苔黄。

【护理要点】

1. 一般护理

对于胎黄新生儿，可中药洗浴。中药组成包括茵陈、栀子、大黄、山楂、麦芽、鸡内金。按比例熬制成体积为 250mL 的药液，然后放在冰箱内进行冷藏保存。护理人员在为胎黄新生儿洗浴时，先把药液倒入盆中，调控室内温度为 28℃，水温为 39℃，药浴时间为 15 分钟，然后对新生儿进行抚触，每日 1 次，持续药浴 5 天为 1 个疗程。药浴后密切观察新生儿有无出现红肿、皮疹等过敏现象。

2. 临证施护

（1）湿热郁蒸　茵陈、栀子、大黄，煎水去渣。水温适宜时，让患儿浸浴，反复擦洗 10 分钟，每日 1～2 次。

（2）寒湿阻滞　茵陈、桂枝、茯苓、干姜，煎水去渣。水温适宜时，让患儿浸浴，反复擦洗 10 分钟，每日 1～2 次。

穴位按摩，取穴：天枢、中脘、足三里、肝俞、脾俞、胆俞。操作方法：以手指轻轻着力于上述穴位，做环形有节律揉按，每穴按摩 2～3 分钟，每日 2 次，共 6 日。

（3）气滞瘀积　推拿疗法，每日或隔日 1 次。用搓法来回搓四肢 5～10 分钟，按揉松弛关节 3～5 分钟，局部可用搓法搓热，并可在脊柱部位搓捺 5～10 分钟。

四、湿疮

📚 案例导入

王某，女，7月龄。

主诉：反复面部皮疹瘙痒1月余。

现病史：患者1月余前无明显诱因出现颜面部皮疹，后渐及全身，发病较缓，反复发作，皮损潮红，有丘疹、瘙痒，抓后糜烂，可见鳞屑，伴纳少，腹胀便溏，易疲乏，舌淡胖，苔白腻，脉弦缓。

辅助检查：血常规：嗜酸性粒细胞比率7.8%。

问题：患儿的护理问题是什么？应如何护理？

湿疮是一种过敏性炎症性皮肤病，其特点是皮损对称分布、多形损害、剧烈瘙痒、有湿润倾向、反复发作、易成慢性等。根据病程可分为急性、亚急性、慢性三种。急性湿疮以丘疱疹为主，有渗出倾向；慢性湿疮以苔藓样变为主，易反复发作。

【病因病机】

本病的主要发病机制是由于禀赋不足，饮食失节，外受风邪，内外两邪相搏，风湿热邪浸淫肌肤。

1. 湿热

湿热蕴阻，气血运行不畅，导致肤失濡养。

2. 脾虚湿恋

由于禀赋不耐，饮食失节或过食辛辣刺激，脾胃受损，失其健运，湿热内生而致皮疹及滋水。

3. 血虚风燥

久病耗伤阴血，血虚风燥，乃至肌肤甲错。

【常见证候】

1. 湿热

皮损潮红，有丘疱疹，灼热瘙痒无休，挠破渗液流滋水，伴心烦口渴，身热不扬，大便干，小便短赤，舌红，苔薄白或黄，脉滑或数。

2. 脾虚湿恋

发病较缓，皮损潮红，有丘疹，瘙痒，抓后糜烂渗出，可见鳞屑，伴纳少，腹胀便溏，易疲乏，舌淡胖，苔白腻，脉弦缓。

3. 血虚风燥

病程久，反复发作，皮损色暗或色素沉着，或皮损粗糙肥厚，剧痒难忍，遇热或肥皂水后痒加重，伴有口干不欲饮，纳差，腹胀，舌淡苔白，脉弦细。

【护理要点】

1. 一般护理

（1）室内宜清洁、安静，空气新鲜、流通，温湿度适宜，避免一切异常气味及粉尘的刺激，切断过敏原。

（2）起居有常，衣被穿盖不宜过暖。患病期间，暂停接种疫苗。保持床铺清洁、干燥，渗液多者随时更换衣、被，避免感染。患儿的内衣要宽松、柔软，以棉织品为宜，不穿化学纤维、皮毛织品，以减少刺激，内衣要经常更换洗涤、暴晒。

（3）注意卫生，经常洗澡，修剪指甲，病变处忌搔抓，忌用胶布类粘贴，以免破溃后感染加重病情。保持皮肤的清洁、干燥，寻找并去除可疑病因，减少复发的机会。

（4）局部皮肤应少洗为佳，特别是皮损处忌用热水烫洗或用碱性肥皂、碱水、盐水、辣椒水等洗涤，即使有糜烂、渗液、水疱，也不适宜外洗，以免使糜烂面扩大。

（5）日常生活中注意观察，若发现某些食物能加重或诱发本病，应忌食。

2. 临证施护

（1）湿热，予清热利湿止痒汤剂，少量多次凉服。患儿多食冬瓜、西瓜、丝瓜、赤小豆、绿豆等，平时以薏苡仁 30g，粳米 100g 加适量水煮粥服用，以达到渗湿利水清热的作用；忌食辛辣、油腻、荤腥发物。

皮损部位保持干燥。剧痒难以入寐时，可用耳穴压籽法或遵医嘱给予镇静剂、止痒剂，如氯雷他定等。观察用药后的效果与反应。

烂流滋水较多者用 10% 黄柏溶液或蒲公英 60g，野菊花 15g 煎汤待凉后湿敷。

（2）脾虚湿恋，予健脾利湿止痒汤剂，少量多次温服。多食含膳食纤维素较多的蔬菜，宜食山药、扁豆、芡实、薏苡仁等健脾利湿之品。平时以薏苡仁 30g，粳米 100g，赤小豆 30g 加水煮粥服用。少食糖类、牛奶胀气之品，忌食辛辣刺激，海腥发物，以免助湿内生，加重病情。中药汤剂宜空腹或饭前温服，以枣送服效更佳。服药期间忌食生冷瓜果、荤腥油腻，以免影响疗效。

（3）血虚风燥，予养血润肤、祛风止痒汤剂，少量多次温服。

1）多食补益气血的食物，如木耳、瘦肉等，平时以红枣 10 枚，赤小豆 30g 煎汤服用。便秘者以蜂蜜 2 匙冲水代茶，保持大便通畅。

2）中药汤剂宜空腹或饭前 1 小时温服。

3）风燥剧时可用耳穴压豆法或艾灸法止痒。

4）局部外涂青黛膏或湿疹膏，每日 3 次。

第三节　新生儿中医护理与创新创业

随着三胎政策的开放，有关新生儿的服务项目、商品及服务机构等随之增加，从而形成一个数量较大且稳定的市场。

一、从业人员

母婴护理师的工作是集营养师、新生儿照护于一身，服务内容以月子护理及新生儿护理为主。随着社会经济的不断发展，家庭的经济承受力不断提升，新生儿父母更愿追求高品质的生活，因此更愿聘请专业的人员进行护理。目前，母婴护理师（俗称"月嫂"）的文化程度及专业性有待提高。

二、服务机构

开展新生儿护理的服务机构主要是月子中心。

月子中心作为一个新兴产业，发展时间较短，市场容量还未完全释放，主要分布在经济发达的地区，为经济条件较好、消费理念超前的群体开展服务。

同时也有一些草本护理机构新兴出现。在中医保健理论的基础上，新生儿草本浴通过先进的提取技术，以便药物更好地吸收。新生儿常见的一些问题，可以通过草本浴进行调理，如红臀、湿疹。针对红臀的护理情况，在市场上仍然有很大的空间。针对湿疹，激素类药膏不建议长时间、大量的使用，容易出现依赖性。

中医学认为，湿疹多由体内湿热过重导致，因此调治宜清热祛湿。在此基础上发展起来的草本浴，在调治新生儿湿疹方面可以有很好的效果。

第五章 婴幼儿中医护理与创新创业 ▷▷▷▷

度过新生儿期，婴幼儿的适应能力大大增强，活动范围扩大，体格生长、智能发育、活动能力、语言表达能力和模仿性都逐渐增强，但身体机能仍未完善，易于发病。因此，这一时期必须根据婴幼儿的生理特点安排起居作息，合理喂养，细心加以调护，做好保健工作。

第一节 婴幼儿照护

婴儿期是小儿生长发育的第一个飞跃期，此时婴儿的生长发育极为迅速，身高、体重日益增加，语言、动作发育、心理活动逐渐成熟和丰富，对营养物质的需求量逐渐增多，脾胃却常显不足。同时，来自母体的抗体逐渐减少，自身免疫功能尚未完善，故做好此期的喂养、调护和预防接种等各项保健工作，对于婴儿的健康成长关系重大。

一、婴幼儿期生理特点

婴儿期是指出生后满 28 天到 1 周岁。

幼儿期是指 1 ~ 3 周岁小儿。

小儿与成人有着不同的生理特点，年龄越小，表现越显著，生理特点主要表现在以下两个方面。

（一）脏腑娇嫩，形气未充

小儿脏腑、形态及功能处于不断的发育完善中，但尚未健全。小儿五脏六腑与功能皆属不足，其中以肺、脾、肾三脏不足更为突出，常表现为肺脏娇弱、脾常不足、肾常虚的特点。

小儿肺脏娇嫩，肌表薄弱，腠理不实，主气功能不足，呼吸较成人浅快，卫外功能不固，外邪易由表入里，侵袭肺脏，同时因受母体的免疫功能逐渐消失，自身免疫功能尚未健全，容易发生感冒、咳喘等肺系疾病。

小儿脾常不足，运化功能尚未健旺，但由于生长发育对营养物质的需求多，故若饮食无常、无节，则易伤于饮食，出现食积、吐泻等脾胃疾病。

小儿肾常虚，表现为肾精未充，肾气不盛，二便不能自控或自控能力差。

此外，小儿心、肝同样未臻充盛，功能未健。心主血脉、主神明，小儿心气未充，心神怯弱未定，表现为脉数，易受惊吓，思维及行为约束能力差；肝主疏泄，主风，主筋，小儿肝气未实，表现为好动，易发惊惕、抽搐等症。

（二）生机蓬勃，发育迅速

小儿处于不断地生长发育中，其中婴儿期是生长发育的第一个生长高峰期。此期小儿生长发育最快，1周岁和初生相比，体重增至3倍，身长增至1.5倍，头围增大1/3左右。小儿的运动能力也随年龄增加而迅速发育，1个月睡醒后常做伸欠动作；2个月能勉强抬头；4个月可用手撑起上半身；6个月能独坐片刻；8个月会爬；10个月可扶走；12个月能独走。同时，小儿的思维、语言能力也在发育，该期小儿因行为的发育，需要更多的游戏。2个月喜欢注视母亲或照顾者的脸，听轻柔的声音，看颜色鲜艳及移动的物体；3～6个月喜欢抓能够滚动、颜色鲜艳的软球玩具；10～12个月会玩"躲猫猫"的游戏，也喜欢不停地扔东西让大人拾起。

二、添加辅食

婴儿期生长发育特别迅速，合理喂养尤为重要。此时期，要做好喂养、调护和预防接种等工作。

（一）喂养方法

婴儿喂养方法分为母乳喂养、混合喂养、人工喂养三种。

1. 母乳喂养

通过母亲乳汁对婴儿进行喂养的方式，称为母乳喂养。母乳喂养最适合婴儿，特点包括：①满足营养需要：母乳中含有适合婴儿消化吸收的各种营养物质，比例适合。②增强免疫：母乳中含有多种免疫因子，具有增强免疫力、减少疾病发生的作用。③喂哺方便：母乳温度适宜，不易污染，方便、经济。④增进母婴情感交流：喂养时婴儿与母亲皮肤频繁接触，有利于促进婴儿心理与社会适应的发育。⑤产后哺乳可刺激子宫收缩早日恢复，哺乳的妇女也较少发生乳腺癌、卵巢癌等。

每次哺乳前，应先做好清洁工作，包括母亲洗手、清洁乳头、给婴儿更换尿布。喂养姿势宜取坐位，身体放松，怀抱婴儿，将婴儿头部枕于母亲侧肘弯部。喂哺时将整个乳房托起，使婴儿口含乳头及大部分乳晕而不堵鼻。每次哺乳，尽量让婴儿吸空一侧乳头再吸另一侧。哺乳完毕后将婴儿竖抱，头靠母肩，轻拍其背，使吸乳时吞入胃中的空气排出，可减少溢乳。

《千金翼方·养小儿》曰："凡乳母乳儿……视儿饥饱节度，知一日中几乳而足，以为常。"母乳喂养的次数应根据婴儿的个体需要，以按需喂养为原则。一般说来，第1、2个月不需定时喂哺，可按婴儿需要随时喂。此后按照婴儿睡眠规律，可每2～3小时喂1次，逐渐延长到3～4小时1次，一天共6～7次。每次哺乳15～20分钟。根据婴儿的不同情况，适当延长或缩短每次哺乳时间，以吃饱为度。

母亲患传染病、重症心脏病或肾脏病，或身体过于虚弱，不宜哺乳。乳头皲裂、感染时可暂停哺乳，但要吸出乳汁，以免病后无乳。

断奶时间视母婴情况而定，若母乳量多也可适当延期。断奶应逐渐减少喂奶次数，不可骤断。若正值夏季或婴儿患病时，应推迟断奶。

2. 混合喂养

因母乳不足而且无法改善，需添加代乳品或配方奶喂养，称为混合喂养。

（1）补授法　每日母乳喂养的次数照常，每次先哺母乳，将乳房吸空，然后再补充一定量代乳品，直到婴儿吃饱。这种喂养方法可因经常吸吮刺激而维持母乳的分泌，因而较代授法为优。

（2）代授法　每日有一至数次完全用乳品或代乳品代替母乳，称为代授法。使用代授法时，每日母乳哺喂次数最好不少于3次，维持夜间喂乳，否则母乳会很快减少。

3. 人工喂养

母亲因各种原因不能喂哺婴儿时，可选用代乳品或配方奶喂养婴儿，称为人工喂养。

根据当地习惯和条件选用动物乳，其中牛奶最为常用。牛奶所含蛋白质较多，但以酪蛋白为主，在胃内容易凝块较大，不易消化；牛乳中含不饱和脂肪酸少，明显低于母乳。牛乳和母乳的最大区别是缺乏免疫因子，故人工喂养的婴儿患感染性疾病的概率较高。

其他乳类中，羊乳的营养价值与牛乳大致相同，但羊乳中叶酸含量很少，长期喂哺易致巨幼红细胞性贫血；马乳的蛋白质和脂肪含量少，能量亦低，不宜长期哺用。

（二）添加辅食原则

婴儿应按照月龄添加辅食，原则是由少到多、由稀到稠、由细到粗、由一种到多种，在婴儿健康、消化功能正常时逐步添加。添加辅食的顺序可参照下表（表5-1）。

表 5-1 添加辅食的顺序

月龄	食物性质	添加的辅食
4～6个月	泥状	米糊、烂粥；蛋黄、鱼泥、豆腐；菜泥、水果泥
7～9个月	末状	烂面、饼干；碎菜、鱼、蛋、肝泥、肉末
10～12个月	碎食物	稠粥、软饭、细面、馒头、面包；碎菜、碎肉、油、豆制品等

三、健康检查及预防接种

婴儿年龄越小，生长发育越迅速，应定期进行健康检查，以便早期发现问题，早期干预。一般小于6个月的婴儿每1～2个月体检1次，大于6个月的婴儿，每2～3个月体检1次。如果有生长偏离，应寻找原因并予以矫正，保证健康成长。

（一）婴幼儿免疫计划

婴幼儿对各种传染病都有较高的易感性，必须切实按照国家卫生健康委员会制订的全国计划免疫工作条例规定的计划免疫程序，为婴幼儿完成预防接种（表5-2）。

表 5-2 国家免疫规划疫苗儿童免疫程序及说明（2021 年版）

可预防疾病	疫苗种类	接种途径	剂量	英文缩写	接种年龄														
					出生时	1月	2月	3月	4月	5月	6月	8月	9月	18月	2岁	3岁	4岁	5岁	6岁
乙型病毒性肝炎	乙肝疫苗	肌内注射	10 或 20μg	HepB	1	2					3								
结核病¹	卡介苗	皮内注射	0.1ml	BCG	1														
脊髓灰质炎	脊灰灭活疫苗	肌内注射	0.5ml	IPV			1	2											
	脊灰减毒活疫苗	口服	1 粒或 2 滴	bOPV					3								4		
百日咳、白喉、破伤风	百白破疫苗	肌内注射	0.5ml	DTaP				1	2	3				4					
	白破疫苗	肌内注射	0.5ml	DT															5
麻疹、风疹、流行性腮腺炎	麻腮风疫苗	皮下注射	0.5ml	MMR								1		2					
流行性乙型脑炎²	乙脑减毒活疫苗	皮下注射	0.5ml	JE-L								1			2				
	乙脑灭活疫苗	皮下注射	0.5ml	JE-I								1、2			3				4
流行性脑脊髓膜炎	A 群流脑多糖疫苗	皮下注射	0.5ml	MPSV-A							1		2						
	A 群 C 群流脑多糖疫苗	皮下注射	0.5ml	MPSV-AC												3			4
甲型病毒性肝炎³	甲肝减毒活疫苗	皮下注射	0.5 或 1.0ml	HepA-L										1					
	甲肝灭活疫苗	肌内注射	0.5ml	HepA-I										1	2				

注：1. 主要指结核性脑膜炎、粟粒性肺结核等。

2. 选择乙脑减毒活疫苗接种时，采用两剂次接种程序，选择乙脑灭活疫苗接种时，采用四剂次接种程序；乙脑灭活疫苗第 1、2 剂间隔 7-10 天。

3. 选择甲肝减毒活疫苗接种时，采用一剂次接种程序，选择甲肝灭活疫苗接种时，采用两剂次接种程序。

（二）预防接种的注意事项

1. 环境整洁、明亮，急救用品处于应急状态。

2. 接种最好在饭后进行。

3. 安瓿内如有剩余药液，需用无菌干纱布覆盖瓶口，在空气中放置不能超过 2 小时。

4. 严格掌握禁忌证。

5. 严格执行规定的接种剂量和途径，一般接种活疫苗后需隔 4 周，接种死疫苗后需隔 2 周，再接种其他活或死疫苗。

6. 皮肤消毒应局部待干后注射。接种活疫苗、菌苗时，只用 75% 乙醇消毒。

（三）预防接种的禁忌证

1. 患自身免疫性疾病、免疫缺陷者。

2. 有明确过敏史者禁种白喉类毒素、破伤风类毒素、麻疹疫苗（特别是鸡蛋过敏者）、脊髓灰质炎糖丸疫苗（牛奶或奶制品过敏）、乙肝疫苗（酵母过敏或疫苗中任何成分过敏）。

3. 患有结核病、急性传染病、肾炎、心脏病，湿疹及其他皮肤病患者不予接种卡介苗。

4. 在接受免疫抑制剂治疗（如放射治疗、糖皮质激素、抗代谢药物和细胞毒性药物）期间、发热、腹泻和急性传染病期忌服脊髓灰质炎疫苗。

5. 患有肝炎、急性传染病（包括有接触史而未过检疫期者）或其他严重疾病者不宜进行免疫接种。

（四）预防接种的反应及处理

1. 一般反应

一般反应包括局部反应和全身反应。

（1）局部反应　接种后数小时至 24 小时左右，注射部位会出现红、肿、热、痛，有时还伴有局部淋巴结肿大或淋巴管炎。红晕直径 ≤ 2.5cm 为弱反应，2.6～5cm 为中反应，＞5cm 为强反应。

（2）全身反应　一般于接种后 24 小时内出现不同程度的体温升高，持续 1～2 天。体温 37.5℃ 左右为弱反应，37.5～38.5℃ 为中等反应，38.6℃ 以上为强反应。但接种活疫苗需经过 5 ～ 7 天潜伏期才有体温上升。

2. 异常反应

异常反应包括过敏性休克、晕针及过敏性皮疹。

（1）过敏性休克　主要表现为烦躁不安、面色苍白、口周青紫、四肢湿冷、呼吸困难、脉细数，甚至惊厥、大小便失禁以致昏迷。患儿头低平卧位，保暖，氧气吸入，并立即皮下、肌注或静脉注射 1 ：1000 肾上腺素 0.01 ～ 0.03mg/kg，必要时可重复注射。

（2）晕针　主要表现为头晕、心慌、面色苍白、出冷汗、手足冰凉、心跳加快等症状。患儿头低平卧位，保持安静，饮少量热开水或糖水，必要时可针刺人中、合谷穴，一般即可恢复正常。

（3）过敏性皮疹　荨麻疹最为多见，一般于接种后几小时至几天内出现，经服用抗组胺药物后即可痊愈。

四、体格锻炼及早期教育

体格锻炼是促进小儿生长发育、增强体质、有利于健康的积极措施，其形式多样，常用的锻炼方法如下。

1. 户外活动

一年四季均可进行户外活动。户外活动可增加小儿对冷空气的适应能力，提高机体免疫力；接受日光直接照射还能预防佝偻病。带小儿到人流量少、空气新鲜的地方，开始户外活动时间由每日 1 ～ 2 次，每次 10 ～ 15 分钟，逐渐延长到 1 ～ 2 小时；冬季户外活动时仅暴露面、手部，注意身体保暖。年长儿除恶劣天气外，鼓励多在户外玩耍。

2. 皮肤按摩

按摩时可用少量婴儿润肤霜使皮肤润滑，在婴儿面部、胸部、腹部、背部及四肢有规律的轻柔揉按，每日早晚进行，每次约 10 分钟。温水浴：温水浴可提高皮肤适应冷热变化的能力，还可促进新陈代谢，增加食欲。冬季应注意室温、水温，做好温水浴前的准备工作，减少体表热能散发。淋浴：适用于 3 岁以上儿童。每日 1 次，水温 35 ～ 36℃，浴后用干毛巾擦至全身皮肤微红。

3. 体育运动

（1）婴儿被动操　被动操是指由成人给婴儿做四肢伸屈运动，可促进婴儿的运动发育、改善全身血液循环，适用于 2 ～ 6 个月的婴儿，每日 1 ～ 2 次为宜。

（2）婴儿主动操　7 ～ 12 个月的婴儿，可训练其爬、坐、仰卧起身、扶站、扶走、双手取物等动作。

（3）幼儿体操　12～18个月幼儿学走路尚不稳，在成人的扶持下，帮助幼儿进行有节奏的活动。18个月至3岁幼儿可配合音乐做模仿操。

儿童健康的标准：一是生长发育正常，体格健壮；二是正常的心理和精神状态。

古代医家认为小儿的教育应从"胎教"开始。《诸病源候论》指出："欲令子贤良盛德，则端心正坐，清虚和一，坐无邪席，立无偏倚，行无邪径，目无邪视，耳无邪听，口无邪言，心无邪念，无妄喜怒，无得思虑。"宋代陈自明在《妇人良方大全》一书中专立"胎教门"。

小儿出生后的教养，在《育婴家秘》中说："小儿能言，必教之以正言，如鄙俚之言勿语也；能食，则教以恭敬，如亵慢之习勿作也……言语问答，教以诚实，勿使欺妄也；宾客往来，教以拜揖迎送，勿使退避也；衣服器用、五谷六畜之类，遇物则教之，使其知之也；或教以数目，或教以方隅，或教以岁月时日之类。如此则不但无疾，而知识亦早矣。"对小儿的品德教育应从小开始，越早越好。通过游戏等活动，逐渐培养团结友爱、勇敢正直等优良品质。

五、意外事故的预防及处理

婴幼儿由于生活不能自理，生活中可能遭遇各种危险，如失足、溺水、触电、烫伤、中毒等，致伤致残，甚至危及生命，家长应注意监护。

（一）窒息与异物吸入

1～5个月的婴儿应注意防止因被褥、母亲的身体、吐出的奶液等造成的窒息；较大婴幼儿应防止纽扣、硬币等异物吸入气管；进食不宜讲话、玩耍或打扰，以防食物呛入气管；睡前应吐净口中食物，以防入睡后滑入气管；注意果仁、鱼刺、鸡骨卡喉。

（二）食物中毒

保证食物的清洁，防止食物在制作、储备过程中处理不当所致的细菌性食物中毒。小儿不宜吃凉拌菜、隔夜菜，熟食及从冰箱中取出的食物需蒸熟煮透。家禽的内脏、鱼、虾、蛋、奶等极易变质，不宜久置。避免食用有毒的食物，如毒蘑菇等。

（三）水、火、电、气、药物伤

应使小儿远离水、火，开水、热粥等都应远离小儿，以免发生溺水或烫伤。注意电线、开关、插座等必须装在小儿触摸不到的位置，以防误触造成电击。煤气要求及时检修，以防泄漏。居室内的药品、易燃品、杀虫剂等均应妥善保管。家具应减少尖角，避免碰伤。

（四）器械、运动创伤

玻璃及瓷器类餐具，易打碎造成伤害；不锈钢餐具传热快，易烫伤手和嘴，不宜给孩子使用。儿童使用的筷子不宜过尖，以防扎伤。不可玩耍刀、剑、竹竿等利器，以防戳伤。衣领不宜过高、过硬，以防转头时压迫颈部血管，造成一过性脑缺血。领口不宜有带子，领口巾、围巾不可过紧或过松，以免发生绕颈危险。衣服上的扣子、别针、小饰品均隐藏着危险，不宜穿用。不宜穿硬底、硬面鞋，以免影响足踝部的运动。鞋带要系牢，以防跌伤。

儿童生性好动，刚学会走路时，步履不稳，极易摔倒、碰伤。较大儿童攀高爬低，需有成年人监护。逗玩孩子勿高抛，以防脑部震荡、肠套叠的发生，万一失手坠地，后果更为严重。家长应教育儿童应遵守交通规则，不横闯马路，防止车祸。

（五）动物咬伤

家中不宜饲养狗、猫等宠物，儿童禁止与宠物逗玩，防止被抓伤而感染疾病。

（六）教会儿童自救

教会儿童自救，如拨打急救电话，家中发生火灾拨打 119，遭受外人的侵犯拨打 110，遭受意外伤害拨打 120。

第二节　婴幼儿常见病症中医护理

新生儿步入婴幼儿期，活动范围增大，接触事物增多，感染疾病的机会也相应增加。脾胃发育渐渐完善，饮食可逐步过渡，但应注意预防感冒、呕吐、腹泻等病症的发生。

一、感冒

📚 案例导入

陈某，男，1岁。

主诉：发热、流涕2天。

现病史：2天前外出游玩后，入夜出现发热，热势渐升，体温高达

38.8℃，并伴流清涕、轻微咳嗽、喜暖畏寒、四肢欠温、咽不红、纳差、二便正常、舌淡苔薄、脉浮等。

问题：患儿的护理问题是什么？应如何让护理？

感冒，是指感受外邪引起的以恶寒、发热、鼻塞、流涕、喷嚏、咳嗽为主要临床表现的病症。西医学称为急性上呼吸道感染。《幼科释谜》曰："感者触也，冒其罩乎。"。

感冒症状的轻重程度差异较大，一般以恶寒、发热、鼻塞、流涕、喷嚏、咳嗽为主要临床表现；重症全身症状明显，并且可以引起多种并发症，甚至造成死亡。

【病因病机】

本病的主要病因是感受外邪。外邪以风邪为主，常兼寒、热、暑、湿、燥等，故临床常见风寒感冒、风热感冒、暑湿感冒等不同证型。病位主要在肺卫，病机为卫表不和，肺气失宣。肺主皮毛，司腠理开阖，开窍于鼻，外邪从皮毛、口鼻而入，客于肺卫，卫阳被遏，肺气失宣，出现发热、恶风寒、鼻塞流涕、喷嚏、咳嗽等证候，发为感冒。

小儿体质不同于成人，感冒可兼有咳嗽、痰鸣，或有乳食积滞、或有惊惕抽搐，即夹痰、夹滞、夹惊的兼证。

【常见证候】

1. 风寒感冒

发热，恶寒，无汗，头痛，流清涕，喷嚏，咳嗽，口不渴，咽不红，舌淡苔薄白，脉浮紧或指纹红。

2. 风热感冒

发热，恶风，有汗或少汗，头痛，流浊涕，喷嚏，咳嗽，咽红肿痛，口干渴，舌红苔薄黄，脉浮数或指纹浮紫。

3. 暑湿感冒

发热重，少汗或汗出热不解，头晕，头痛，鼻塞，身重困倦，胸闷泛恶，口渴心烦，食欲不振，或有呕吐、泄泻，小便短黄，苔黄腻，脉数或指纹紫滞。

4. 时邪感冒

起病急骤，全身症状重，高热，恶寒，无汗或汗出热不解，头痛，目赤咽红，肌肉酸痛，或腹痛，或恶心、呕吐，舌质红，苔黄，脉数或指纹紫滞。

【护理要点】

1. 一般护理

感冒以发热为常见症状，故儿童感冒以发热的护理为首要。一般发热可采取物理降温的方法，也可采取推拿手法。

用于儿童的推拿手法包括开天门、推坎宫、揉太阳、揉耳后高骨，配合推三关、退六腑、清天河水等手法以退热。

患儿体温＞38.5℃时，为尽快降温以提高患儿的舒适度和减少惊厥的发生，可选择服用退热药。目前，世界卫生组织推荐的儿童退热药主要是对乙酰氨基酚、布洛芬。这两种药物在临床上常用的是混悬剂。对乙酰氨基酚混悬液可用于大于3个月的儿童，需要时可每4～6小时服用1次；布洛芬混悬液可用于大于6个月的儿童，需要时可每6～8小时服用1次。以上两种退热药24小时内使用次数不得超过4次，一次病程中选择其中一种退热药即可，不建议两种退热药交替使用。

若患儿因发热引起热性惊厥，切忌慌乱。不可为止惊对患儿进行强行按压，以免引起肢体损伤或瘫痪。患儿身体躺平，头侧位，以免抽搐过程中呕吐物误吸而造成窒息，同时用纱布或毛巾包裹压舌板置于患儿上、下牙之间，以防咬伤舌体，并及时就医。

由于感冒的发生绝大多数都是由病毒感染引起的，采用抗生素治疗对病毒是无效的，所以感冒不应常规使用抗生素。抗生素的使用应有细菌感染的证据或遵专业儿科医生的医嘱。

感冒期间应多饮水，以小口频服为宜。一方面可辅助退热，另一方面可湿润气道，从而改善感冒引发的咽痛、咳嗽等症状。

由于感冒期间消化能力下降，特别是常夹滞，更易消化不良，所以宜食易消化、清淡的食物，忌食辛辣、油腻的食物。过多营养的补充反而加重患儿的胃肠负担，鱼腥发物的摄入更是不利于疾病的好转，甚至加重病情。

2. 临证施护

（1）风寒感冒　患轻症风寒感冒，可用姜汤或用葱白、豆豉稍加煎煮口服以散寒解表。症状明显者遵医嘱服用辛温解表的方剂治疗。风寒感冒患儿应注意保暖，不食生冷食物。

（2）风热感冒　患轻症风热感冒，可口服板蓝根颗粒等疏风清热的中成药。风热感冒患儿应避免进食煎炸香脆的食物，以免加重病情。

（3）暑湿感冒　患轻症暑湿感冒，可口服藿香正气口服液等解表化湿的中成药，注意不要给患儿口服含酒精的藿香正气水。暑湿感冒患儿应饮食清淡，不食肥甘厚味。

（4）时邪感冒 时邪感冒起病急，全身症状重，发展迅速，建议及时就诊，请专业的医生处理。

二、夜啼

案例导入

林某，男，3 月龄。

主诉：夜间哭闹 1 周余。

现病史：患儿 1 周前无明显诱因出现夜间经常啼哭，啼哭时哭声低弱，时哭时止，睡喜蜷曲，腹喜摩按，四肢欠温，唇色淡红，舌苔薄白，指纹淡红。

问题：患儿的护理问题是什么？应如何护理？

夜啼是白天能安静入睡，入夜则啼哭不安，时哭时止，或每夜定时啼哭，甚则通宵达旦。啼哭是新生儿及婴儿的一种生理活动，也可以表达要求或痛苦，或者是疾病的症状。睡眠时间的长短，随年龄的增长而有所不同。新生儿除了吃奶外，全部时间都处于睡眠或半睡眠状态；1～4 个月每天睡眠时间为 14～16 个小时。5～12 个月每天睡眠时间为 12～16 个小时。1～2 岁每天睡眠时间为 12～14 个小时；3 岁每天睡眠时间为 11～13 个小时。足够的睡眠是儿童健康的重要保证。若是夜间啼哭不止，睡眠不足，生长发育将会受到影响。

【病因病机】

本病病因包括先天因素和后天因素两个方面。先天因素责之于孕母失调，遗患胎儿；后天因素包括腹部受寒、体内积热、暴受惊恐等。病机主要在脾寒、心热、惊恐，寒则痛而啼、热则烦而啼、惊则神不安而啼。

1. 脾寒气滞

脾寒气滞是由于孕母素体虚寒、恣食生冷，致小儿胎禀不足，脾寒内生；或因护理不当，腹部中寒；或用冷乳哺食，寒伤中阳，凝滞气机，不通则痛，因痛而啼。

2. 心经积热

若孕母脾气急躁，或平素恣食辛燥炙煿之物，或过服温热药物，蕴蓄之热遗于胎儿；出生后将养过温，受火热之气熏灼，均令体内积热，心火上炎，心神不安而啼哭不止。

3. 惊恐伤神

心藏神而主惊，小儿神气怯弱，智慧未充，若见异常之物，或闻特异声响，常致惊恐。惊则伤神，恐则伤志，致使心神不宁，神志不安，寐中惊惕，因惊而啼。

【常见证候】

1. 脾寒气滞

啼哭时哭声低弱，时哭时止，睡喜蜷曲，腹喜摩按，四肢欠温，吮乳无力，胃纳欠佳，大便溏薄，小便色清，面色青白，唇色淡红，舌苔薄白，指纹淡红。

2. 心经积热

啼哭时哭声较响，见灯尤甚，哭时面赤唇红，烦躁不宁，身腹俱暖，大便秘结，小便短黄，舌尖红，苔薄黄，指纹多紫。

3. 惊恐伤神

夜间突然啼哭，似见异物状，哭声尖锐，时高时低，时急时缓，神情不安，时作惊惕，紧偎母怀，面色乍青乍白，舌苔正常，脉数，指纹色紫。

【护理要点】

1. 一般护理

（1）要注意防寒保暖，但不可衣被过暖。保持室内最佳温度为 22 ～ 24℃，湿度 55% ～ 60%。

（2）乳母不可过食寒凉及辛辣热性食物，勿使小儿饥饿，否则夜难安睡而啼哭；婴儿亦不可进食过多，以免因"胃不和而卧不安"，致夜啼不止。

（3）养成良好的睡眠习惯。不宜将婴儿抱在怀中睡眠，卧室安静，光线不宜太强，不通宵开启灯具，以免睡卧不宁。

2. 病情观察

（1）检查衣服被褥有无异物，以免刺伤皮肤。

（2）婴儿啼哭不止，需要护理人员耐心细致地观察。若能排除饥饿、过饱、闷热、寒冷、虫咬、尿布浸渍、衣被刺激等因素，并且用药物也难以止啼，则应进一步检查，判断是否由疾病所致，以尽早明确诊断。

（3）由疾病所致者，应设法消除病因，如止痛、降温、消除腹胀等。非疾病原因所致者应满足其生理需求，如给予饮水、进食、睡觉等；父母设法改善婴儿的舒适程度，如更换尿布、清洁皮肤等，及时消除外界的不良刺激。

（4）未找到原因前，护理人员应以极大的耐心给患儿以关心和爱抚，语言和非语言的方式能沟通分散他们的注意力，减轻不安和痛苦，同时安慰家长，尽快寻找哭闹的原因。

3. 临证施护

（1）脾寒气滞，予温脾散寒、行气止痛的汤剂，少量温服。

1）用艾叶、干姜粉适量炒热；或用淡豆豉、生姜、葱白切细，与盐炒热。均用纱布包裹，熨小腹部，从上至下，反复多次。

2）用丁桂儿脐贴敷贴于脐部，1次1贴，每日1次。

3）将艾炷燃着后在神阙穴附近温灸，不触到皮肤，以皮肤潮红为度。每日1次，连灸7日。

4）推拿。分阴阳，运八卦，平肝木，揉百会、安眠（翳风与风池连线之中点），补脾土，揉足三里、关元。

（2）心经积热，予清心导赤、泻火安神的汤剂，少量温服。

1）灯芯草10g，水煎服。

2）推拿，分阴阳，运八卦，平肝木，揉百会、安眠，泻小肠，清天河水，揉内关、神门。

（3）惊恐伤神，予定惊宁神、补气养心的汤剂，少量频服。

1）蝉蜕10g，水煎服。

2）推拿。按摩百会、四神聪、风池（双），由轻到重，交替进行。患儿惊哭停止后，继续按摩2～3分钟；或分阴阳，运八卦，平肝木，揉百会、安眠，捣小天心，揉涌泉。

三、溢奶

📖 案例导入

患儿，男，1月7天。

主诉：自出生哺乳后间歇溢奶，加重10天。

现病史：患儿自出生每次哺乳后出现间歇性溢奶。开始时竖抱患儿倚于肩部轻拍背部，则症状就稍许好转，但后来症状逐渐加重，每次哺乳后立即或不久即吐出，吐出物为奶或未经消化的奶凝块，吐出量较多，稍有酸臭味，面色黄，形体瘦，哭声偏低沉，舌质淡红，苔厚，指纹淡紫。

问题：患者的护理问题是什么？应如何护理？

哺乳后进入胃内的奶汁通过食道反溢入口中，并从嘴角溢出，称为溢奶，又称溢乳或吐奶，属中医学小儿呕吐病的范畴。溢奶是婴儿常见的临床症状，溢奶护理是重要的护理工作。

【病因病机】

小儿先天禀赋不足，脾胃虚弱，喂养不当易致中焦壅塞，胃不受纳，脾失健运，升降失调，气机上逆而至溢乳。西医学认为，婴儿胃呈水平位，胃肌尚未发育完全，贲门肌松弛，幽门肌紧张度高，加上胃内乳汁较多或吮乳食吞入少量空气，易导致乳汁自口角溢出。

新生儿偶然溢奶是正常的生理表现，不属病态。但溢奶量多，合并伤食呕吐，会导致小儿发育不良，需引起重视。

【常见证候】

1. 寒吐

寒吐多为外感风寒之邪，动扰胃腑，胃气上逆，食入即吐，无异常气味，无腹胀，多伴有发热恶寒，苔白，指纹红。

2. 热吐

热吐多由食积内停、气机受阻所致，溢出之物为奶或夹杂未消化的奶块，稍有酸臭味，胃肠胀气，腹部叩诊鼓音，兼有烦躁不安、睡卧不宁等表现，舌质淡红，苔厚，指纹淡紫。

【护理要点】

1. 一般护理

（1）配方奶的正确冲泡方式　配方奶浓度太稀容易导致婴儿溢奶，但也要注意浓度不可以太浓，容易导致肠胃消化不良或腹泻，会让婴儿感觉到不舒服，所以父母应该特别注意。在溶解奶粉的时候，也要注意不可剧烈的晃动奶瓶，否则产生太多的泡沫也不利于婴儿饮用，导致吐奶的发生。

（2）帮助婴儿打嗝　当婴儿喝完奶时，胃的下部是奶水，上部是空气，很容易造成溢奶现象，因此父母应该竖抱婴儿并从下至上轻拍背部，帮助他们把气体排出体外，这样就可以减少胃部的压力，自然也就能够减轻婴儿的溢奶和吐奶的现象。如果婴儿打嗝有困难时，父母可以让婴儿趴在自己的肩部至少30分钟，或让其右侧卧躺，枕头稍垫高，这样可以有效地让其胃部的气体迅速地排出。

2. 中医护理

婴儿溢奶或吐奶多以推拿为主，治以健脾、和胃降逆。

（1）清胃经　在拇指掌侧第一指节，属于面状穴，具有清胃泻热、和胃降逆的作用。操作者一手持住婴儿手掌，另一手以拇指螺纹面置于第一指节上，自拇指第一指节掌根方向直推，称为清胃经，反复操作50～100次。

（2）运内八卦　以掌心为圆心，从圆心到中指指根横纹的2/3为半径做圆，属于面状穴，具有调理气机、消积化滞的作用。操作者左手托住婴儿左手四指，使掌心向上，右手用拇指螺纹面置于掌心，顺时针方向旋转推运50次，掐5次。

（3）退六腑　在前臂尺侧，从肘至腕横纹成一条直线，属于线状穴，具有凉血、退热的作用。操作者左手持住婴儿手掌，使屈肘手指朝上，右手拇指桡侧或将食指、中指二指并拢，沿着患儿前臂的尺侧缘，从肘横纹内侧端推向腕横纹方向，称为退六腑，推动频率150～200次/分，反复操作50～100次。操作时可以蘸一些水性介质，如薄荷水、绿茶等。

（4）清天河水　在前臂正中，从腕横纹至肘横纹，属于线状穴，具有清心健脾、泻火除烦、清热不伤正气的作用。操作者一手持婴儿的手掌，使前臂内侧朝上，另一手的食指与中指并拢，使指腹贴于穴位，自腕部直推向肘部，称为清天河水，反复操作50～100次。

（5）运板门　在手掌大鱼际处，属于面状穴，具有健脾胃、助消化的作用。操作者一手持住小儿手掌，掌心向上，用另一手拇指指面或中指面置于板门穴上，做弧形或环形移动的一种手法，称为运板门，还可以来回推动可调整脾胃功能，反复操作50～100次。

（6）补脾土

1）位置：在拇指末节螺纹面，具有健脾胃、补气血的作用。

2）推拿方法：操作者左手持住小儿手掌，右手以拇指螺纹面着力，从小儿拇指尖推向指根方向，称为补脾经。以上均反复操作50～100次。

（7）掐揉四横纹

1）位置：位于食指、中指、无名指、小指的横纹，属于点状穴位，掐之具有治疗消化不良、腹泻、便秘等作用。

2）推拿方法：操作者先从食指横纹处开始，逐步掐揉四指的螺纹，一般先掐1下，再揉 3 下，称为掐揉 1 次，每个穴位 7 ～ 10 次。

（8）摩腹

1）位置：在腹部，属于面状穴，具有温阳散寒、消积导滞的作用。

2）推拿方法：小儿取仰卧位。操作者立于一侧，用全手掌面在小儿腹部先顺时针方向摩动 2 分钟，再逆时针方向摩动 1.5 分钟，频率 50 ～ 80 次 / 分。

根据不同证型辨证加减：①以寒吐为主者，加揉二扇门，拿风池；②以热吐为主者，加推脊，清天河水。伴有腹胀便秘、不思饮食者，加揉中脘，推板门，分推阴阳；兼有烦躁不安、睡卧不宁、惊惕不安者，加清肝经，捣小天心，掐揉五指节。

四、鹅口疮

📚 医案导入

苏某，男，3 岁。

主诉：口腔间断白屑 1 月。

现病史：1 月来口腔间断出现白屑，口腔黏膜布满白屑，唇舌尤密，不易拭去，强行拭之可见渗血。无发热，稍烦躁，食欲稍差，大便干，舌质红，苔薄黄，指纹青紫。

问题：患者的护理问题是什么？应如何护理？

鹅口疮是口腔黏膜生点状或片状白屑，形似鹅口的一种口腔疾病，多发于小儿，尤其是体弱者。本病由白色念珠菌感染所致，严重者蔓延至咽喉、食管，危及生命。

【病因病机】

调护失宜，致热邪循经上炎，熏灼口舌；或先天禀赋不足，或久病久泻后，或药物攻伐，致脾肾亏虚，水不制火，虚火上浮，而发本病。

1. 心脾积热

孕妇平素喜食辛辣之品，胎热内蕴，遗患胎儿，故胎儿心脾积热，循经上炎，熏灼口舌；复因出生后口舌不洁，秽毒之邪外侵，而发鹅口疮。

2. 脾虚湿盛

饮食不洁，脾虚湿盛，湿蕴化热，湿热上犯，则发为鹅口疮。

3. 虚火上炎

先天禀赋不足，或后天调护失宜，或久病久泻之后，或药物攻伐，致脾肾亏虚，水不制火，虚火上浮，故发本病。

【常见证候】

1. 心脾积热

面赤，唇红，口腔布满白屑，周围嫩红较甚，口干或口渴，尿少色赤，可伴有发热、烦躁、多啼等，舌红苔薄白，可见指纹青紫。

2. 脾虚湿盛

面黄消瘦，啼哭无力，口舌白屑，流涎，纳呆，大便黄稀夹有不消化食物，小便量少色黄，舌苔腻而带黄，指纹淡滞。

3. 虚火上炎

体形瘦弱，颧红，口腔内散在白屑，迁延起伏，周围红晕不显，手足心热，神气疲乏，舌红苔少，也可见指纹紫。

【护理要点】

1. 一般护理

（1）多喂服温开水，哺乳时应耐心。

（2）对家属进行健康教育，指导患儿家属进行餐具消毒，指导乳母保持乳头清洁。

2. 病情观察护理

（1）一般而言，精神活泼，病情多轻；精神萎靡淡漠，或烦躁不安，病情较重。脸色苍白，呼吸急促，啼声不出，为危重证候。

（2）密切观察患儿口腔黏膜上皮性状，注意是否出现溃疡、白色斑点、吞咽困难、体温升高等。

3. 临证施护

（1）心脾积热，治宜清心泻火、解毒消肿。可予绿豆汤、苦瓜汤等清热泻火之品。推拿法：清脾胃，清天河水；发热者，加退六腑；流口水重者，加揉小横纹；烦躁惊悸者，加捣小天心。

（2）脾虚湿盛，治宜健脾益气、化湿清热。可予茯苓糕，山药、薏苡仁粥等健脾之品。

（3）虚火上炎，治宜滋阴潜阳、引火归原。可予山药排骨汤、甲鱼汤等滋补之品。

推拿法：清脾胃，清天河水，加揉二马，揉涌泉。

以上各型可用以下护理方法。

洗漱法：淡盐水漱口，或以干净纱布蘸中药液，洗擦患处白屑。

涂撒法：以药粉涂撒于患处，如生蒲黄粉、冰硼散、牛黄散等。

耳穴疗法：王不留行籽贴于胶布，敷在口、心、胃、内分泌等穴，每日垂直按压3～4次。

五、秋季腹泻

案例导入

李某，女，1岁6个月。

主诉：腹泻2日。

现病史：患儿2天前因着凉后出现腹泻，水样便，臭气不甚，5～6次/日，无发热，呕吐1次，呕吐物为胃内容物，精神尚可，小便量可，纳呆，舌淡红，苔薄白，指纹红。

辅助检查：大便常规试验未见明显异常；轮状病毒检测（＋）。

问题：患儿的护理问题是什么？应如何护理？

秋季腹泻是以大便次数增多、性状改变为特征的一种小儿常见病，因好发秋季而得名，多见于6个月至3岁婴幼儿。本病患者、隐性感染者及携带病毒者为传染源，可经粪－口途径、密切接触、空气传播。临床主要表现为大便次数增多，每日超过3～5次，多者达10次以上，呈淡黄色或清水样，如蛋花汤样，或黄绿稀溏，或色褐而臭，可有少量黏液，伴有恶心、呕吐、腹痛、发热、口渴等。重症腹泻及呕吐严重者，可见小便短少，体温升高，烦渴神疲，皮肤干瘪，囟门凹陷，目眶下陷，啼哭无泪，以及口唇樱红、呼吸深长、腹胀等酸碱平衡失调和电解质紊乱的表现。

【病因病机】

《幼幼集成·泄泻证治》曰："夫泄泻之本，无不由于脾胃。盖胃为水谷之海，而脾主运化，使脾健胃和，则水谷腐化而为气血以行荣卫，若饮食失节，寒温不调，以致脾胃受损，则水反为湿，谷反为滞，精化之气不能输布，乃至合污下降，而泄泻作矣。"小儿腹泻病位在脾胃，多因感受外邪、饮食失节、脾胃虚弱引起脾胃受损，水谷不化，精微不布，精浊不分，合污而下，致成泄泻。

由于小儿稚阴稚阳，发病传变迅速，泄泻急迫，痢下过度，或日久出现气阴两伤，甚至阴伤及阳，导致阴竭阳脱的危重变证。

【常见证候】

1. 风寒

大便清稀，如水样，臭气不甚，呕吐，肠鸣腹痛，恶寒发热，小便频数，舌淡，苔薄，指纹红，脉浮紧。

2. 湿热

大便如蛋花样，泻下急迫，臭气甚，偶见黏液，时有腹痛，纳呆，或发热，口干不喜饮，小便量少，舌红苔黄腻，指纹紫，脉滑数。

3. 伤食

大便稀薄，夹有不消化食物，气味酸臭，脘腹胀满，腹痛拒按，泻后痛减，纳差，舌苔厚腻，指纹滞，脉滑实。

4. 脾虚

大便稀溏日久，多食后腹泻，时干时稀，面色少华，形体消瘦，舌淡苔白，指纹淡，脉缓。

【护理要点】

1. 一般护理

（1）依据病情轻重，轻度继续以易消化食物为主，选用粥、面条或软饭等，少食多餐，另可食用适量苹果泥助止泻或香蕉补钾。重度腹泻患儿应在禁食 6～8 小时后从流质到半流质再到易消化食物。以下饮食调护适用于轻度初期腹泻患儿。

苹果泥：取新鲜 100g 苹果洗净去皮去核，切成碎丁或薄片，上笼蒸 5～10 分钟，将苹果捣成泥，待凉后喂食。

胡萝卜汤：将 250g 胡萝卜去皮，切成丁，加 250mL 水，加食盐少许，煎汤代茶饮。

山药扁豆粥：山药、扁豆药食同源，取山药 15g，扁豆 10g，粳米 15g，先将粳米炒至焦黄，加入扁豆，加入 500mL 水，煎熬 15 分钟后，放入山药，文火慢熬 30 分钟后即可食用，适用于脾虚型患儿。

（2）对轻度脱水的患儿，可以口服补液盐。少量多次、每 2～3 分钟喂 1 次，每次用匙喂 10～20mL。及时观察患儿的吐泻情况、体温、精神状态和尿量。

（3）便后保持臀部清洁，防止出现红臀。若已出现红臀，可局部涂药或用 5% 碳酸氢钠溶液清洗。

（4）定期消毒奶具，注意饮食卫生；关注气候变化，及时保暖；保持室内空气流通，与患儿接触的人员勤洗手，防止交叉感染。

（5）在每年 7～9 月份、秋季腹泻流行季节来临前接种疫苗。

2. 临证施护

（1）风寒

1）艾灸：患儿仰卧，暴露神阙穴，点燃艾炷后灸神阙穴，与皮肤相距 2～3cm，热度以不灼伤皮肤为宜，每次灸 5～10 分钟，每日 1 次，7～10 日为 1 个疗程，3 岁以上患儿可加用双侧足三里穴。

2）小儿推拿：揉一窝风、清补大肠各 150 次，每日 1 次。

（2）湿热　湿热是小儿泄泻常见证型，起病急，病变快，应随时注意精神、饮水量、四肢温度、皮肤弹性及尿量等变化。

1）中药熏蒸：银杏叶 20g 或银杏枝 50g，加水 3000～4000mL，煮至沸腾后 10 分钟即可。先用蒸气熏蒸患儿双脚，待可耐受药液温度后，再将患儿双脚泡到药液中，洗至双膝下方。每次 20 分钟，隔日 1 次，共用 2 次。

2）小儿推拿：清脾经、清大肠、清小肠、推下七节骨各 150 次，揉天枢、揉脐各 100 次，每日 1 次。

（3）伤食

1）煎汤代茶：炒山楂 15g，炒鸡内金 10g，炒麦芽 10g，炒莱菔子 10g。煎水 150mL，多次饮用。

2）小儿推拿：运脾土、分手阴阳、揉足三里、推大肠、清小肠各 150 次，揉天枢、推上七节骨、推板门各 100 次，摩腹 3～5 分钟，捏脊 3～5 遍，每日 1 次。

（4）脾虚

1）穴位贴敷：取丁香 2g，吴茱萸 30g，胡椒 30 粒，共研细末。每次 1～3g，用醋调和，敷于脐部，每日 1 次。

2）小儿推拿：补脾土、推三关、运内八卦、按揉足三里各 150 次，摩腹 3～5 分钟，捏脊 3～5 遍，每日 1 次。

六、汗证

📖 **案例导入**

王某，男，2岁。

主诉：汗多1年余，加重1月。

现病史：患儿平素汗出较多，近1月来尤甚，白天稍微活动或进食时，汗出如珠，入睡时常湿透衣衫，平素易感冒，现面白少华，神疲乏力，舌淡红，苔薄白，脉濡细。

问题：患儿的护理问题是什么？应如何护理？

小儿汗证，是指小儿在安静的状态下，在正常环境中局部或全身出汗过多为主症的病证。

小儿乃纯阳之体，入睡时常微汗出，尤其以额头汗出较多，但饮食、睡眠正常，精神活泼，不是病态；或因外界因素导致一时汗出，如天气炎热、衣被过暖、剧烈活动、受到惊吓等，亦不是病态。

【病因病机】

1.肺卫不固

小儿脏腑娇嫩，形气未充，腠理不密，若先天禀赋不足，或后天脾胃失调，致肺气虚弱，表虚不固，故汗出不止。

2.营卫不和

小儿形气未充，营卫不足，因四时杂感，或过用发散，营卫失和，卫虚不能外固，营虚不能内守，故汗液外泄。

3.气阴两虚

热病、久病或重病之后，气血亏损，气虚不能敛阴，阴亏致虚火内炽，迫津液外泄而出汗。

4.湿热迫蒸

平素嗜食肥甘厚腻之品，肥能生湿，甘能助湿，湿邪蕴阻脾胃，湿热蕴蒸，外泄肌表而汗出。

【常见证候】

1. 肺卫不固

以自汗为主，或伴盗汗，以头部、肩背部汗出明显，动则尤甚；神疲乏力，面色少华，平时易患感冒，舌淡苔薄，脉细弱。

2. 营卫不和

以自汗为主，汗出遍身；微寒怕风，不发热，或伴有低热，精神疲倦，胃纳不振，舌质淡红，苔薄白，脉缓。

3. 气阴两虚

以盗汗为主，常伴自汗，汗出较多；形体消瘦，神萎不振，心烦少寐，寐后汗多，或伴低热，口干，手足心热，哭声无力，口唇淡红，舌质淡，苔少或见剥苔，脉细弱或细数。

4. 湿热迫蒸

自汗或盗汗，以头部或四肢为多，汗渍色黄；口臭，口渴不欲饮，小便色黄，舌质红，苔黄腻，脉滑数。

【护理要点】

1. 一般护理

（1）起居护理　勤换衣被，勤洗澡，保持皮肤清洁干燥；谨防风邪侵袭，拭汗时不用湿冷毛巾；增加户外活动，多晒太阳，增强小儿体质；居室环境要求空气新鲜，温度、湿度适宜。

（2）饮食护理　保证水量的摄入，可酌情保证盐的摄入；忌食辛辣、煎炒、炙烤、肥甘厚味之品。取碧桃干10g，糯稻根15g，红枣10枚，煎水代茶饮。

（3）微量元素及维生素D类的补充　一般以补充钙、锌及维生素D为主，可选用葡萄糖酸锌及维生素D_3等治疗。

2. 临证施护

（1）肺卫不固，补肺固表　常到室外活动，多晒太阳，增强小儿适应外界环境的能力。服黄芪口服液或玉屏风口服液。服白术芡实瘦肉汤，取白术15g，芡实5g，瘦肉50g，加水共煮，喝汤。

（2）营卫不和，调和营卫　注意寒暖适宜，防止再受风邪。平素经常使用鸭血糯米粥，有补血和营之功效。常服白术莲子泥鳅汤，取白术15g，莲子10g，泥鳅8条，加水共煮，喝汤。

（3）气阴两虚，益气养血　忌活动过度，以休息为主。饮食忌辛辣炙煿，宜清淡营养。可服生脉饮口服液；或取西洋参5g，煎水常服。

（4）湿热蕴蒸，清热利湿　饮食忌肥甘厚腻之品，多食新鲜蔬菜和果汁。可服薏仁红豆汤、冬瓜汤等。

配合穴位按摩，取合谷、曲池、中脘、上巨虚等穴。

以上各证，均可酌情配合以下外治法：①五倍子粉适量，温水或醋调成糊状，每晚临睡前敷脐或敷涌泉穴，用橡皮膏固定，用于盗汗。②龙骨、牡蛎粉适量，每晚睡前外扑，用于自汗、盗汗、汗出不止。③麻黄根、五倍子、郁金按1∶1∶2共研细末，用120目筛筛后装瓶备用，用时蜂蜜调成膏，外涂双侧乳中穴。④捏脊法：提高机体免疫力，达到止汗、减少外感的目的。

第三节　婴幼儿中医护理与创新创业

婴幼儿相关服务项目、商品及服务机构等需求亦大大增加。同新生儿服务需求一样，形成一个数量较大且稳定的市场，是目前乃至今后发展潜力较大的产业之一。

一、服务机构

婴幼儿阶段涉及的服务机构有游泳馆及小儿推拿馆等。

（一）游泳馆

随着婴儿游泳的好处逐渐被家长认可，婴儿游泳逐渐成为宝妈们默认的最适合宝宝的锻炼方式。家长对婴儿游泳等早教服务的需求量急剧上升，婴儿游泳的市场规模也快速增长，并从大中型城市逐渐转至三四线城市。随着家长消费需求的转变，越来越多的综合性服务融入婴儿游泳行业，如新生儿水疗、水育拓展训练、婴幼儿水上运动等。家长十分乐意让宝宝进行有利于婴幼儿早期教育的相关运动。

（二）小儿推拿馆

小儿推拿是中医护理的重要组成部分，由于小儿推拿无须打针吃药，并具有不痛苦、无毒副作用、效果显著等优势被广大家长及宝宝所接受，加之医院就诊人多，因此，市场中兴起了许多小儿推拿机构，小儿推拿专业人员的需求也大为增加。婴幼儿常见的问题可以通过小儿推拿得到解决，如溢乳、腹泻及汗症等。①溢乳：很多宝宝都会出现吐奶、溢奶的现象，宝宝长期溢乳并且溢乳严重的，可通过小儿推拿进行调理，减少溢乳的发生。②腹泻：小儿推拿对于小儿腹泻有很好的效果，也可使用小儿推拿＋穴位贴＋艾灸的方法。③汗症：婴幼儿在安静状态下，全身或局部无故多汗，小儿推拿在专业辨证的基础上，针对性的调理宝宝的体质，综合推拿、穴位贴、艾灸等方式，从而调理汗症，取得很好的效果。

二、商品

随着人们的经济生活水平提高，我国的婴幼儿用品市场的需求量正在稳步增长，尤其0～3岁婴幼儿护理用品市场规模将不断扩大。

婴幼儿的常用物品，如衣服、奶粉、奶嘴等，基本上在母婴店都可以购买得到。宝宝常需的药品在母婴店也都有，如宝宝红臀用的护臀膏、湿疹用的湿疹膏、脐炎用的碘伏消毒液、腹泻用的蒙脱石散、宝宝出汗用的钙片，等等。

近年来，伴随健康观念的普及，新生代父母们逐渐意识到辅食对宝宝成长发育的意义。为了让宝宝及时摄取均衡、充足的营养，锻炼吞咽、咀嚼能力，许多父母提高了对宝宝饮食质量、营养摄入的重视程度。从"吃饱"到"吃好"转变。不少门店的营养品的种类也在增加，除了基础的鱼肝油、益生菌、钙铁锌之外，蛋白粉、DHA、复合营养素等产品满足客户多元化的需求。

三、亲子手机软件

亲子手机软件（APP）大全是一类手机APP的统称。社会发展越来越快，教育事业也随着社会的发展在不断进步。很多家长都存在怎么带好孩子，怎么培养孩子，怎么教育孩子等问题，亲子APP就是为了解决这些问题而诞生的，为孩子的教育培养进行出谋划策，提供相关的参考依据。

在APP上学习育儿知识、了解育儿资讯、购买母婴用品、社群互动等等，如此种种，都是互联网原住民的育儿路径所在。另外，在家庭育儿中，隔代育儿仍然是一个主流的育儿方式，这一代宝宝的祖辈大多数会使用智能手机上网，育儿中遇到的各种问题，在育儿APP中基本上都能找到答案，为母婴家庭提供非常便捷的方式。

这种巨变，自然也催生了一个偌大的有想象空间的家庭育儿APP生态，处于这个领域头部的家庭育儿APP，夯实自身的发展根基，以生态赋能母婴家庭和大母婴产业，作为连接母婴家庭与社会、母婴用品厂商的平台，其承载着可观的发展空间。